見つける力トレーニング 特選 間違い探し

朝日脳活ブックス

朝日新聞出版

> は じ め に

──脳がイキイキ活性化！
間違い探しで、日本を縦断しよう──

　近頃、どうにも物忘れが増えてきた、やる気が出ない、集中力が続かない……と悩んでいるあなた。年のせいかなぁと諦めるのは、まだ早い。2025年には人口の30％が65歳以上の高齢者という時代になるそうですが、そんな時代に“健康で長生き”を実現するためには、適度な運動、人とのコミュニケーション、そして、脳を元気にすることが大切といわれています。

　脳を元気にするためには、身体と同じように活発に動かすことが必要です。そこで、おすすめしたいのが本書です。間違い探しを解くためには、「よく見ること、注意深く観察すること、集中すること」が必要です。さらに、一時的な記憶力を多用するため、脳のワーキングメモリが鍛えられます。間違い探しは、脳の活性化にもってこいのトレーニングなのです。

　『見つける力トレーニング　間違い探し　特選』は、日本全国47都道府県の名所・旧跡、祭り、文化、名物料理などをテーマにしています。間違い探しを解いて、日本各地を旅する気分に浸ってください。また、「コトバの間違い探し」「同じもの探し」「探し絵」といった、箸休め的な問題も用意していますので、間違い探しの合間に解いてみてください。

もちろん、全部を解けなくても大丈夫です。好きな問題から解いてみてください。できるところから少しずつでいいので、楽しみながら続けることが、脳の活性化につながります。

本書を使いこなそう

　問題は全6章あります。章ごとに、少しずつ難度が上がります。間違い探しが54問、同じもの探しと探し絵が3問ずつ、そして日本語の間違った使い方を探す、コトバの間違い探しが40問。合わせて全100問を載せています。巻末には、すべてを答えられた達成感を味わえる、チェックシート「みやげ物100」がついています。6ページの「本書の使い方」の解説をよく読んで、本書を効果的に使ってください。

　大事なのは、全部できたかどうかで、一喜一憂しないこと。どうしてもわからない問題は、答えを見てください。答えを確認して、「ああ、そうか！」と思うこと、それ自体が脳を活性化してくれます。

　さあ、間違い探しを解いて、集中力や注意力を鍛えましょう。そして、ますます元気に健康になってください。

朝日脳活ブックス編集部

も く じ

はじめに

脳がイキイキ活性化！　間違い探しで、日本を縦断しよう ……… 2

本書の使い方 ……………………………………………………… 6

第1章　　　　　　　　　　　　　　　　　　　全 18 問

北海道・東北地方 ……………………………………… 7

牧場／ねぶた祭／十和田湖／きりたんぽ／わんこそば／芋煮会
／気仙沼漁港／相馬野馬追／なまはげ／旭山動物園

コトバの間違い探し ………………………………… 16〜17

【第1章の解答】 …………………………………… 28〜30

第2章　　　　　　　　　　　　　　　　　　　全 18 問

関東地方 ………………………………………………… 31

宇都宮餃子／日光東照宮／湯もみ／偕楽園／長瀞ライン下り／
九十九里浜／浅草・雷門／横浜・中華街／ハチ公像／羽田空港

コトバの間違い探し ………………………………… 40〜41

【第2章の解答】 …………………………………… 52〜54

第3章　　　　　　　　　　　　　　　　　　　全 18 問

中部・北陸地方 ……………………………………… 55

富士山／茶摘み／自動車工場／地獄谷／田植え／鵜飼い／合掌
造り／越前ガニ／加賀友禅／九谷焼

コトバの間違い探し ………………………………… 64〜65

【第3章の解答】 …………………………………… 78〜80

第4章 全17問

関西地方 ……………………………………… 81

琵琶湖／伊勢神宮／宝塚／祇園／伏見稲荷大社／通天閣／たこ焼き／五重塔／那智の滝

コトバの間違い探し …………………………… 90〜91

【第4章の解答】 ……………………………… 102〜104

第5章 全18問

中国・四国地方 ……………………………… 105

梨狩り／出雲大社／秋芳洞／お好み焼き／厳島神社／倉敷美観地区／讃岐うどん／道後温泉／鳴門の渦潮／四万十川

コトバの間違い探し …………………………… 114〜115

【第5章の解答】 ……………………………… 128〜130

第6章 全11問

九州・沖縄地方 ……………………………… 131

屋台／吉野ヶ里遺跡／長崎くんち／別府温泉／熊本城／シーサー／万座ビーチ／マンゴー／桜島／沖縄民謡／美ら海水族館

【第6章の解答】 ……………………………… 152〜154

「みやげ物100」で全国制覇しよう！ ………… 155〜159

本書の使い方

全100問の間違い探しを解いて「みやげ物100」を制覇しよう！

『見つける力トレーニング　間違い探し　特選』には、イラスト間違い探しのほか、同じもの探しや探し絵、コトバの間違い探しなど全100問を掲載しています。1問解くごとに、155ページからの「みやげ物100」の絵を1つずつ塗りつぶして、「全国制覇」をするという趣向を加えました。楽しみながら解いて、脳を大いに活性化させましょう。

1 好きな問題から解きましょう

問題は、あなたの好きな順に解いてください。解きたい問題を解いたら、各問題の解答ページを見て、答え合わせをしてください。答えが合っていなくても気にすることはありません。後日、また挑戦してください。

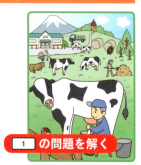

1 の問題を解く

2 「みやげ物100」を塗りましょう

問題を解いたら、155ページへ。問題番号と同じ番号の「みやげ物」に色をつけましょう。答えが正解でなくても塗ってかまいません。正解してから塗りたいという方は、ぜひそうしてください。どちらでもあなたの自由です。そして、みやげ物100個すべてに色をつけることを目標にしてください。

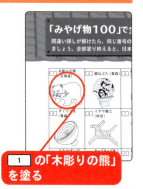

1 の「木彫りの熊」を塗る

第1章

北海道・東北地方

全18問

第1章は、北海道・東北地方の祭りや名所、名物などを集めました。左右のページを見比べて、それぞれ7つの間違いを探してみましょう。また、「コトバの間違い探し」「同じもの探し」「探し絵」にも挑戦してみてください。楽しめること請け合いです。

1 北海道 牧場に行く？ そだね〜

まちがい7つ　　　　　　　　　解答は28ページ

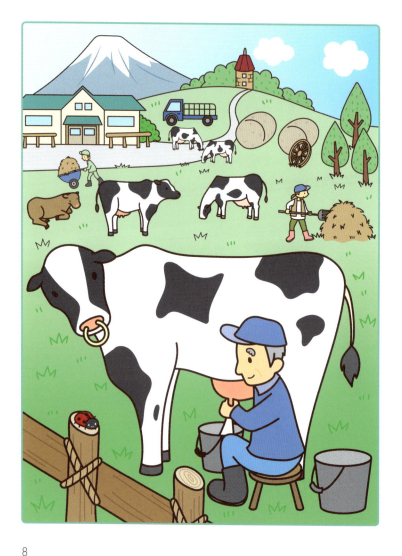

第1章 北海道・東北地方

羊蹄山のふもとに広がる牧場では、牛たちがのんびりと暮らしています。右の絵は左の絵と違うところが全部で7つあります。すべて見つけて、○で囲んでください。

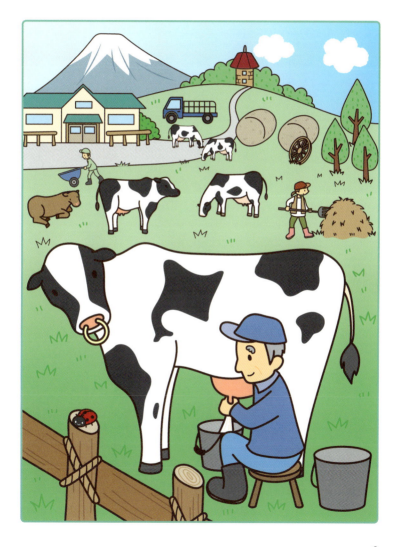

2 青森 ねぶた祭でラッセーラー

まちがい7つ 解答は28ページ

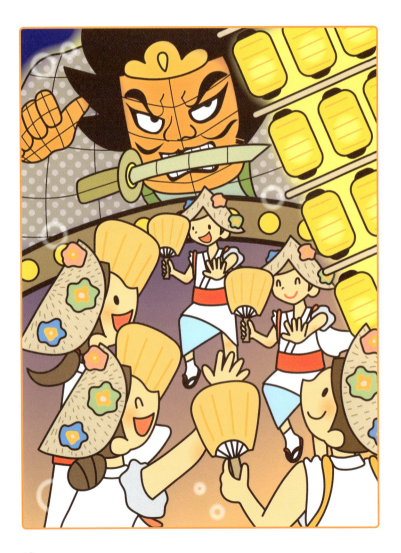

勇壮なねぶたが街を練り歩き、ハネトとよばれる踊り手たちもぐっと熱くなる祭りです。右の絵は左の絵と違うところが全部で7つあります。すべて見つけて、○で囲んでください。

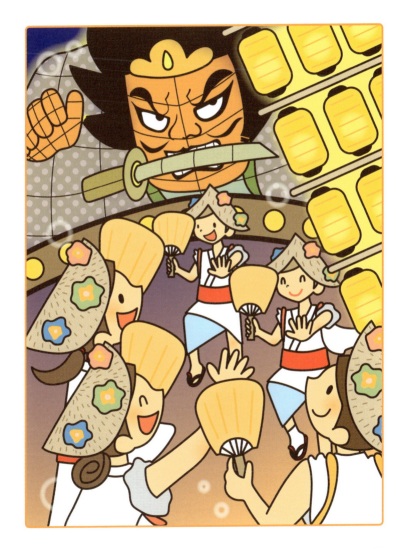

3 青森・秋田 十和田湖での〜んびり

まちがい7つ

解答は28ページ

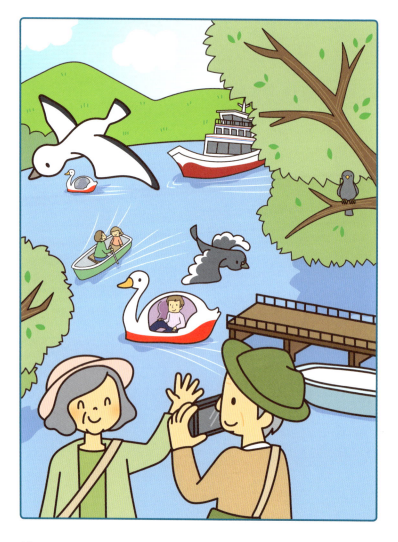

第1章 北海道・東北地方

十和田湖は、奥入瀬渓流や八甲田山と並ぶ景勝地。遊覧船でひと巡りするのもいいですね。右の絵は左の絵と違うところが全部で7つあります。すべて見つけて、○で囲んでください。

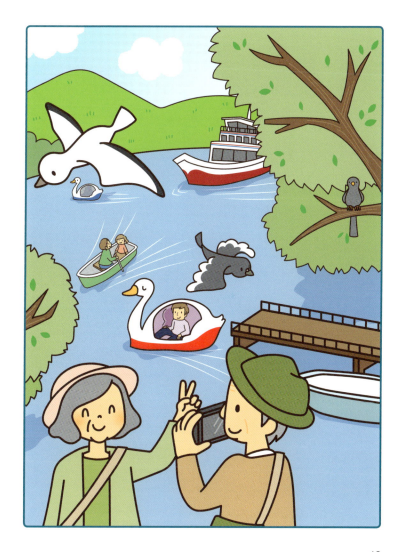

4 秋田 きりたんぽ鍋を囲んで…

まちがい**7つ**

解答は28ページ

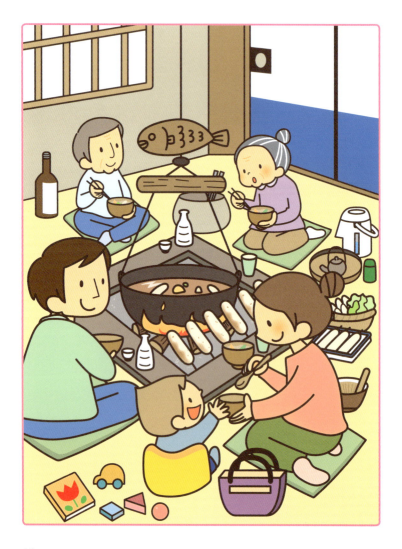

第1章　北海道・東北地方

たんぽ餅を焼いて切ったものが、きりたんぽ。今夜は鍋にして、熱々をいただきましょう。右の絵は左の絵と違うところが全部で7つあります。すべて見つけて、○で囲んでください。

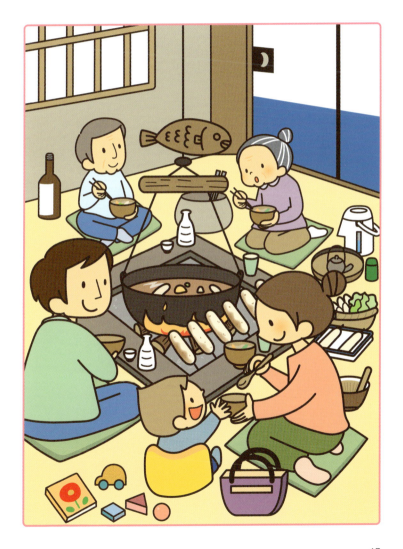

コトバの間違い探し

正しい意味はどっち？

正しいほう(本来の意味)の記号に○をつけましょう。解答は29ページ

5　小春日和

A 春先の暖かい日

B 11月頃の晴天で穏やかな暖かい日

6　浮足立つ

A 期待で、うきうきして落ち着かない

B 不安で、そわそわして落ち着かない

7　蛙の子は蛙

A 子は親に似る。所詮、凡人の子は凡人にしかならない

B 子は親に似る。親が優れていれば子も立派な人になる

8　ハッカー

A コンピューターに精通している人

B コンピューターシステムに侵入して、データなどを破壊する人

第1章 北海道・東北地方

コトバの間違い探し
正しい漢字はどっち？

正しいほうの記号に○をつけましょう。 解答は29ページ

9
A 絶体絶命
B 絶対絶命

10
A 台風一過
B 台風一家

11
A 玉に傷
B 玉に瑕

12
A 期が熟す
B 機が熟す

13 岩手 わんこそばに挑戦だー！

まちがい **7**つ　　　　　　　　　解答は29ページ

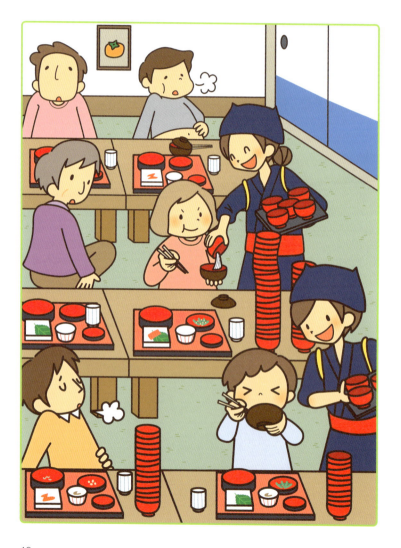

第1章 北海道・東北地方

岩手名物、わんこそば。さあ、どんどん、じゃんじゃん、食べましょう〜。右の絵は左の絵と違うところが全部で7つあります。すべて見つけて、◯で囲んでください。

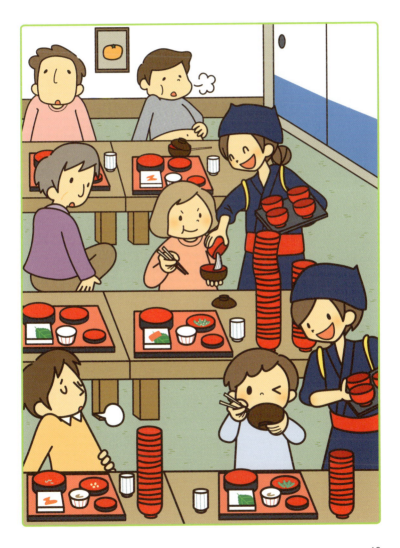

14 山形 秋はやっぱり芋煮会だね

まちがい7つ　　　　　　　解答は29ページ

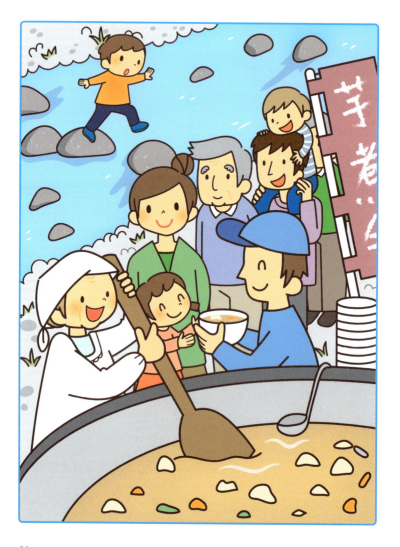

大きなお鍋に大行列。今日は待ちに待った芋煮会。鍋の主役は、もちろんサトイモです。右の絵は左の絵と違うところが全部で7つあります。すべて見つけて、○で囲んでください。

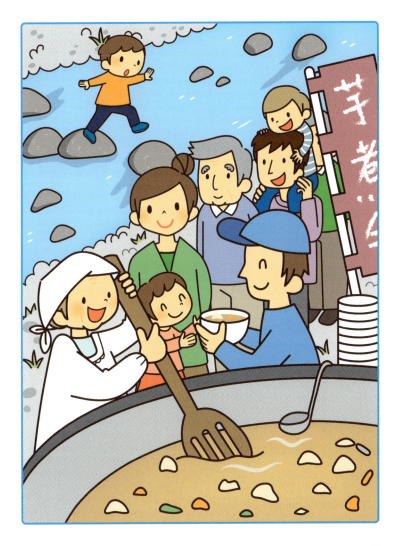

15 宮城 気仙沼漁港は今日も大漁

まちがい**7**つ

解答は30ページ

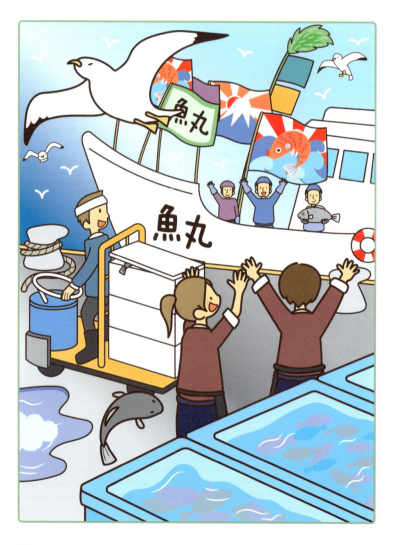

第1章　北海道・東北地方

三陸沖から戻り、気仙沼の港に入る大漁船。港は今日も、カツオの水揚げでにぎわいます。右の絵は左の絵と違うところが全部で7つあります。すべて見つけて、○で囲んでください。

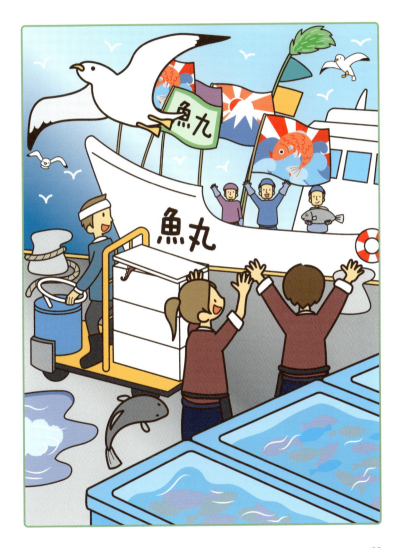

16 福島 相馬野馬追が見たい！

まちがい **7**つ　　　　　　　　　　解答は30ページ

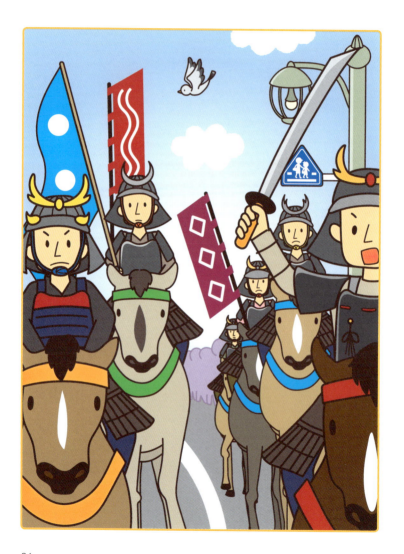

相馬野馬追は、500を超す騎馬武者が集まり行軍する様子が見どころの神事です。右の絵は左の絵と違うところが全部で7つあります。すべて見つけて、○で囲んでください。

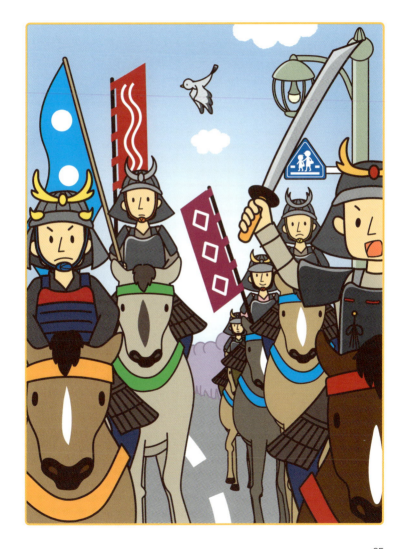

同じもの探し 17 秋田 泣ぐ子はいねがー！

同じもの1つ

解答は30ページ

見本と同じ絵が1つだけあります。何番か答えてください。

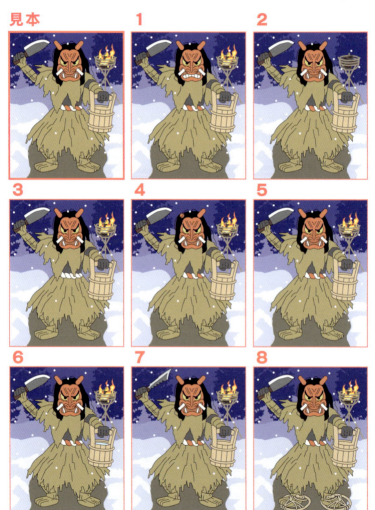

第1章 北海道・東北地方

探し絵 18 北海道 旭山動物園で探そう！

探すもの7つ　　　　　　　　　　　解答は30ページ

7種類の虫が隠れています。すべて見つけ出しましょう。

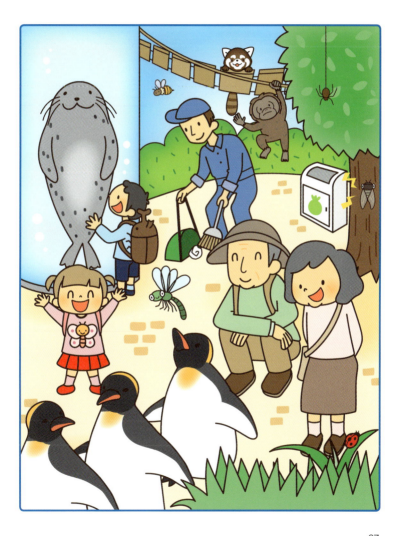

27

第1章 解答

1 牧場に行く？ そだね〜

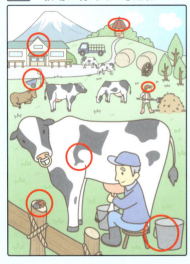

2 ねぶた祭でラッセーラー

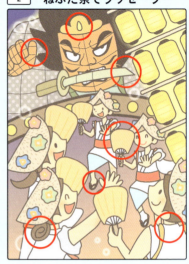

3 十和田湖での〜んびり

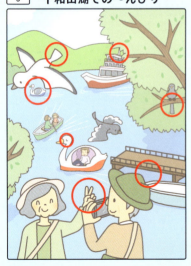

4 きりたんぽ鍋を囲んで…

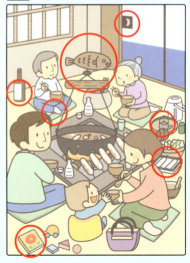

第1章　解答

5 B
例 11月とは思えない小春日和ですね。久しぶりにピクニックでも行きませんか？

6 B
例 妹はセンター試験を明日に控えて、浮足立った様子だ。

7 A
例 うちの子も昔は神童とよばれていたのに。やっぱり、蛙の子は蛙のようね。

8 A
例 彼のコンピューターに関する技術的知識は、ハッカー並みに深いらしいよ。

9 A
「体や命が尽きるような危機」の意味で、「絶体絶命」が正解。

10 A
騒動が収まり、晴れ晴れとすること。台風通過後、よい天気になることにちなんだ言葉。

11 B
それさえなければ完全なのに、わずかに欠点があること。「玉」は宝石の一種、「瑕」は表面にできたきずのこと。

12 B
何かを始めるのに、ちょうどよい時期になること。「機」は物事の起こるきっかけという意。

13 わんこそばに挑戦だー！

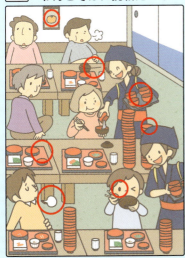

14 秋はやっぱり芋煮会だね

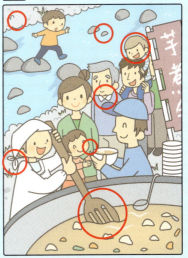

第1章　解答

15　気仙沼漁港は今日も大漁

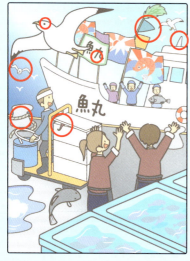

16　相馬野馬追が見たい！

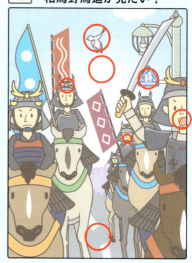

17　泣ぐ子はいねがー！

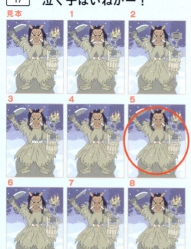

18　旭山動物園で探そう！

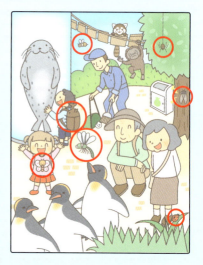

第2章

関東地方

全18問

第2章は、関東地方の名所や名物などの間違い探しをお送りします。左右のページを見比べて、それぞれ7つの間違いを探してみましょう。また、「コトバの間違い探し」「同じもの探し」「探し絵」もあります。頭をフル回転させて、思う存分、お楽しみください。

19 栃木 宇都宮餃子を食べ歩き！

まちがい7つ　　　　　解答は52ページ

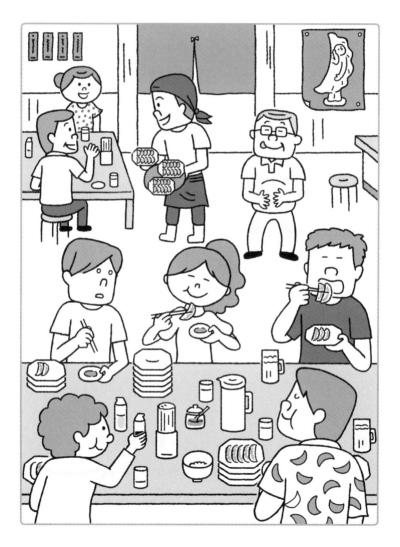

第2章　関東地方

宇都宮名物といえば、餃子ですね。さあ、おなかがいっぱいになるまで食べまくりましょう。右の絵は左の絵と違うところが全部で7つあります。すべて見つけて、○で囲んでください。

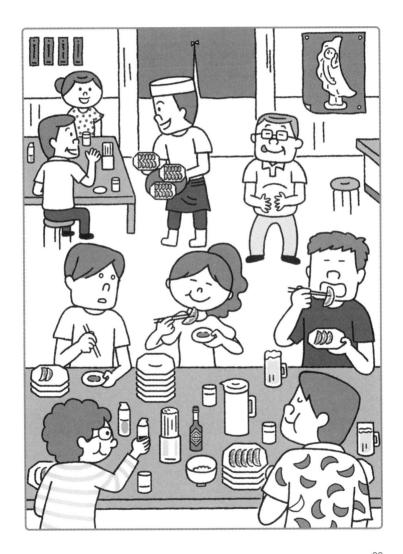

20 栃木 "探さざる"はダメです！

まちがい7つ　　　　　　　　　　　　　解答は52ページ

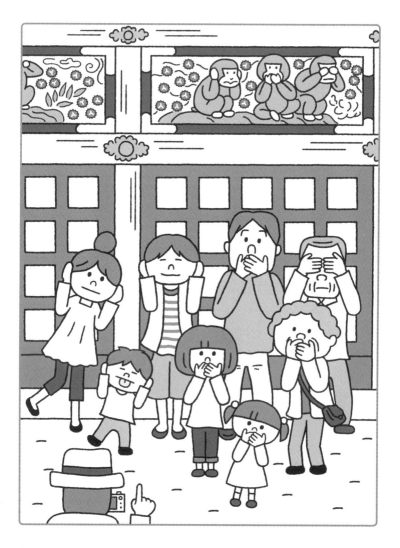

日光東照宮といえば、まず思い出すのは「見ざる、言わざる、聞かざる」の三猿ですね。右の絵は左の絵と違うところが全部で7つあります。すべて見つけて、○で囲んでください。

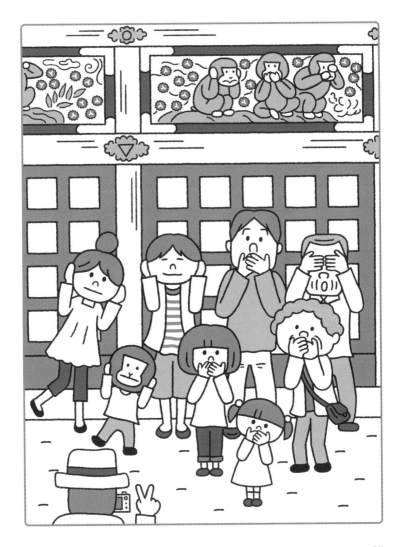

21 群馬 湯もみでチョイナチョイナ

まちがい7つ　　解答は52ページ

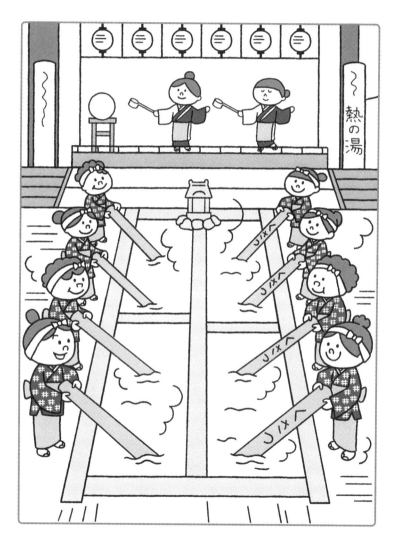

第2章 関東地方

熱い熱〜い草津のお湯は、よーく、もみほぐしてから入りましょうね。右の絵は左の絵と違うところが全部で7つあります。すべて見つけて、○で囲んでください。

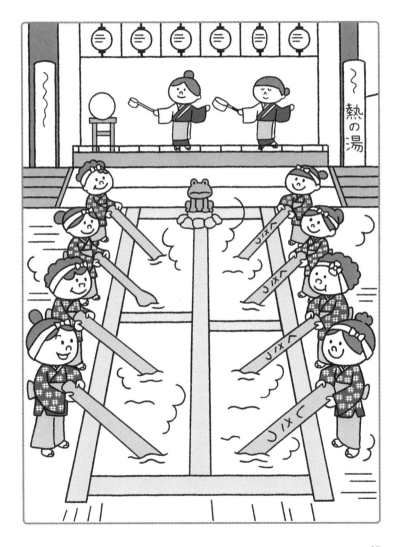

22 茨城 満開の梅を見に偕楽園へ

まちがい7つ

解答は52ページ

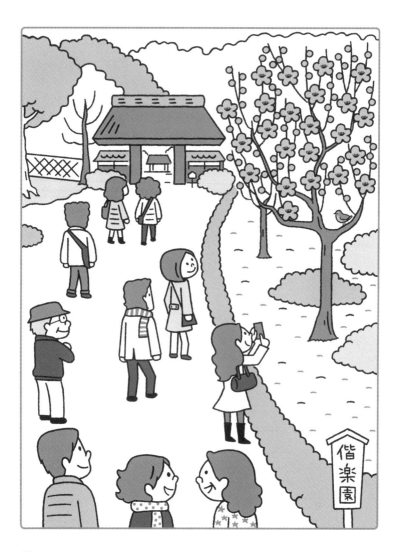

第2章　関東地方

日本三名園の一つ、偕楽園で梅の花を楽しみます。ほら、鶯の鳴き声も聞こえてきそうですよ。右の絵は左の絵と違うところが全部で7つあります。すべて見つけて、○で囲んでください。

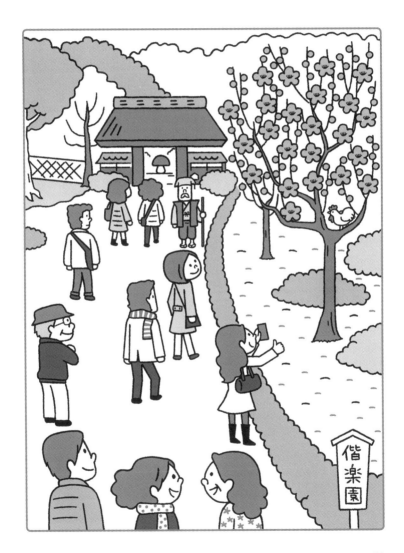

コトバの間違い探し

正しい意味はどっち？

正しいほう（本来の意味）の記号に○をつけましょう。 解答は53ページ

23 失笑

A 他人の失敗や間違いを目撃してあきれて笑うこと

B 笑ってはならないような場面で、おかしさに耐えきれず、噴き出してしまうこと

24 破天荒

A 前人未到の偉業を成し遂げる

B 豪快で、型破りなことをする

25 三つ子の魂百まで

A 習いごとなどは、幼い頃からさせるのがよい

B 幼い時の性質は、年をとっても変わらない

26 船頭多くして船山に上る

A 人がたくさん集まれば、何でもできるものだ

B 指図する人が何人もいると統一がとれず、物事がうまくいかずに、とんでもない方向へいくものだ

第2章　関東地方

コトバの間違い探し

正しい使い方はどっち？

正しいほう（本来の用法）の記号に○をつけましょう。　解答は53ページ

27
A　お客様がおっしゃいました

B　お客様が申されました

28
A　上や下への大騒ぎ

B　上を下への大騒ぎ

29
A　足をすくわれる

B　足下をすくわれる

30
A　論陣を張る

B　論戦を張る

41

31 埼玉 長瀞(ながとろ)ライン下りを体験!

まちがい7つ

解答は53ページ

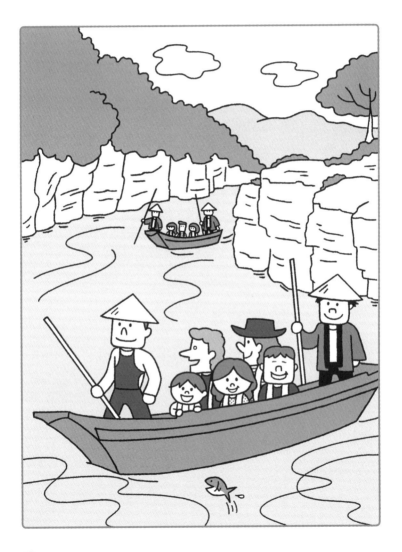

大自然のアクティビティ、長瀞の川下りを満喫。絶景や急流が眼前に迫ってきます。右の絵は左の絵と違うところが全部で7つあります。すべて見つけて、○で囲んでください。

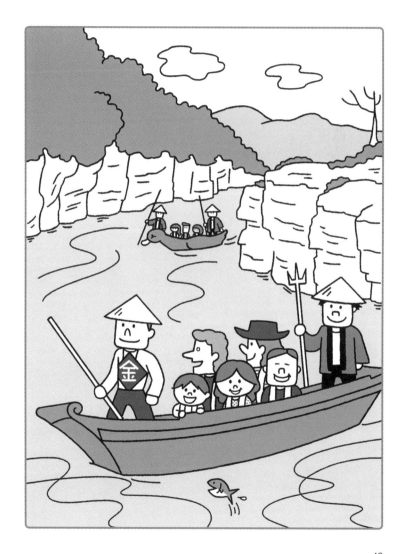

32 千葉 九十九里浜は潮干狩り日和

まちがい7つ

解答は53ページ

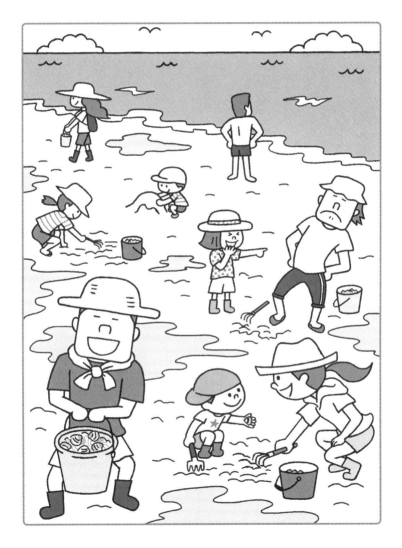

第2章　関東地方

潮干狩りに行くなら、断然、九十九里浜へ。大きくて美味しいはまぐりをゲットしよう。右の絵は左の絵と違うところが全部で7つあります。すべて見つけて、○で囲んでください。

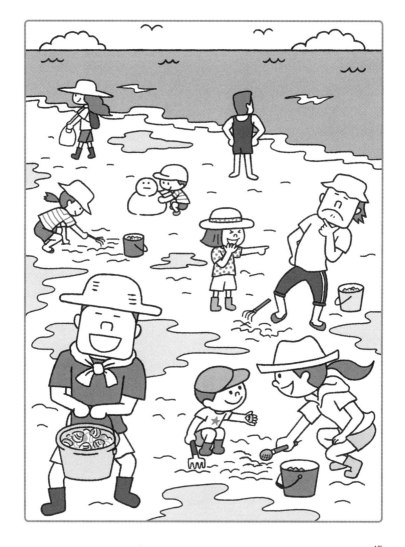

33 東京 浅草・雷門は大にぎわい

まちがい7つ　　　　　　　　　　解答は54ページ

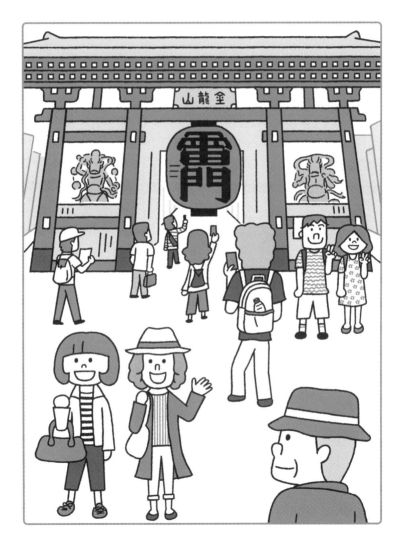

一年中、人出の絶えない浅草・雷門前。今日も、大きな提灯が観光客を出迎えています。右の絵は左の絵と違うところが全部で7つあります。すべて見つけて、○で囲んでください。

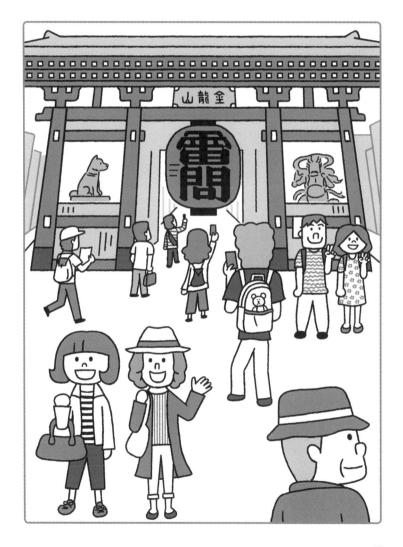

34 神奈川 横浜・中華街で大満腹！

まちがい7つ　　　　　　　　　　　解答は54ページ

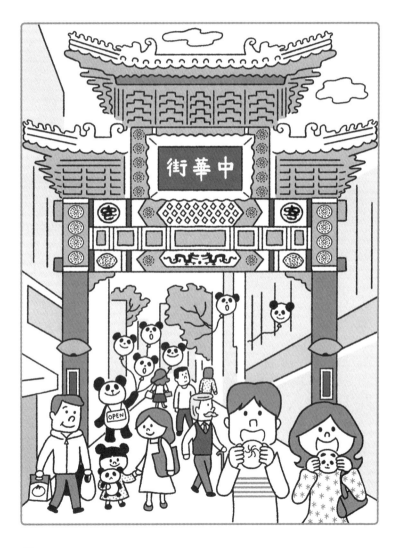

横浜・中華街で食べ歩き！　安くて美味しい中華料理や点心を心ゆくまで食べつくそう。右の絵は左の絵と違うところが全部で7つあります。すべて見つけて、○で囲んでください。

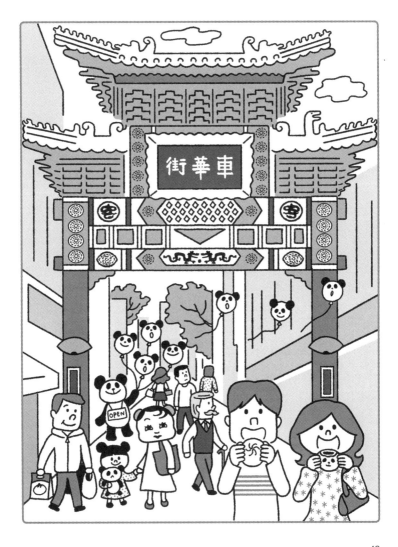

同じもの探し 35 東京 雨の日も風の日も…

同じもの1つ　　　　　　　　　　　　解答は54ページ

見本と同じ絵が1つだけあります。何番か答えてください。

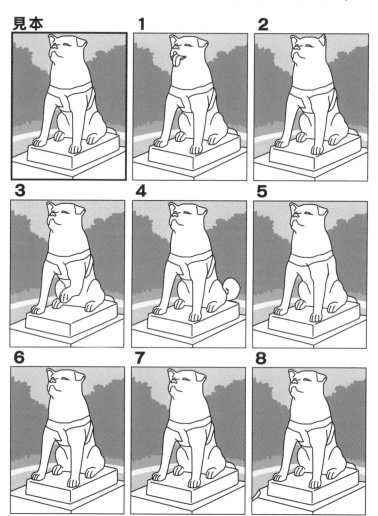

第2章 関東地方

探し絵 36 東京 羽田空港で探そう！

探すもの8つ　　　　　　　　　　　　解答は54ページ

8種類の花が隠れています。すべて見つけ出しましょう。

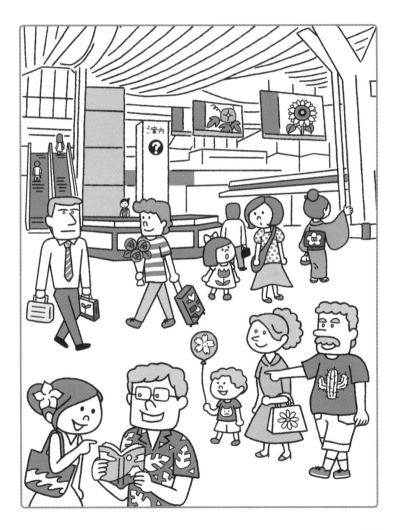

第2章 解答

19 宇都宮餃子を食べ歩き！
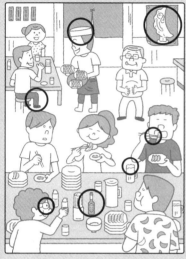

20 "探さざる"はダメです！
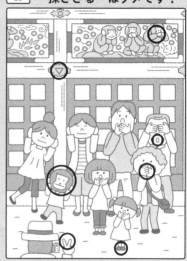

21 湯もみでチョイナチョイナ
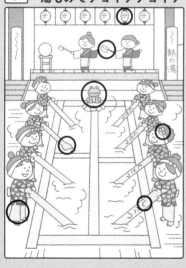

22 満開の梅を見に偕楽園へ
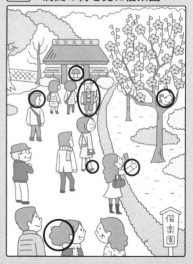

第2章　解答

23 B

例 昨晩見たバラエティー番組を思い出して、会議の最中にもかかわらず失笑してしまった。

24 A

例 彼の研究は破天荒なものだからなぁ。ノーベル賞受賞の有力候補といえるだろうね。

25 B

例 三つ子の魂百までとは言うけれど、おじいちゃんは昔から本当に頑固なままだよね。

26 B

例 今日の会議では、話がまとまらなかったんだ。まさに船頭多くして船山に上る状態だよ。

27 A

謙譲語の「申す」に、尊敬の助動詞である「れる」をつけるのは、尊敬語としてふさわしくない。

28 B

上にあるべきものを下にし、下のものを上にするような、あわてふためく大騒動のこと。

29 A

卑怯なやり方で、失敗するように仕組まれること。

30 A

論理を組み立てて、議論を展開していくこと。「論陣」は、論争の陣立ての意。

31 長瀞ライン下りを体験！

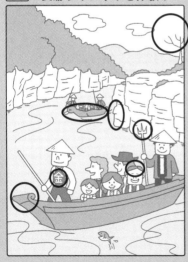

32 九十九里浜は潮干狩り日和

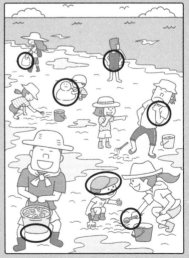

53

第2章 解答

33 浅草・雷門は大にぎわい
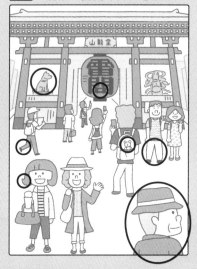

34 横浜・中華街で大満腹！
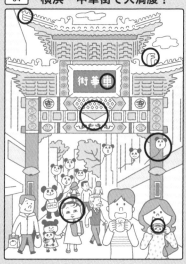

35 雨の日も風の日も…
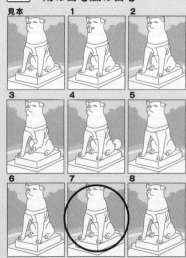

36 羽田空港で探そう！
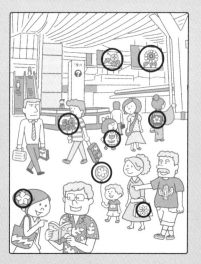

第3章

中部・北陸地方

全18問

第3章は、中部・北陸地方です。
日本一の富士山から、加賀の九谷
焼まで、各地の名所・名物を取り
そろえました。左右のページを見
比べて、それぞれ8つの間違いを
探してみましょう。また、「コト
バの間違い探し」も入っています。
ゆっくりと、お楽しみください。

37 山梨 富士山にワインで乾杯！

まちがい8つ 解答は78ページ

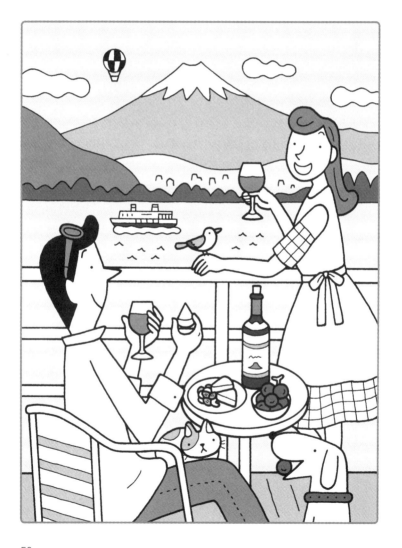

第3章 中部・北陸地方

富士五湖から望む、美しく誇らしいその姿。日本一の富士山にワインで乾杯〜！ 右の絵は左の絵と違うところが全部で8つあります。すべて見つけて、○で囲んでください。

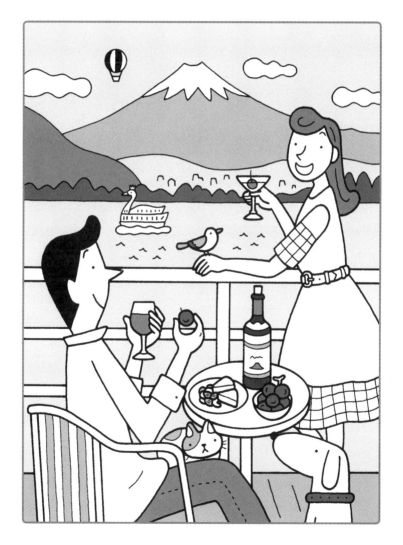

38 静岡 茶摘みでチャ・チャ・チャ

まちがい8つ　　　　　　　　　　解答は78ページ

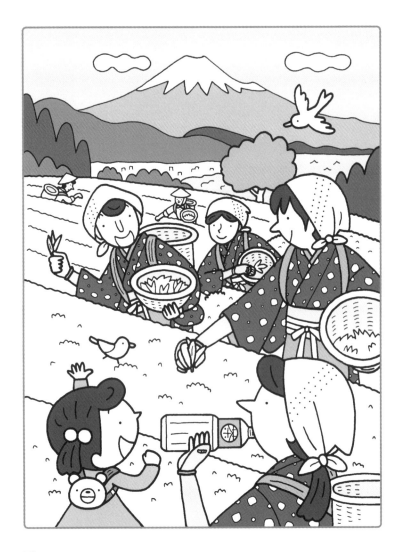

第3章 中部・北陸地方

八十八夜を迎えれば、今年も新茶のシーズン到来です。茜だすきの茶摘み姿も素敵ですね。右の絵は左の絵と違うところが全部で8つあります。すべて見つけて、○で囲んでください。

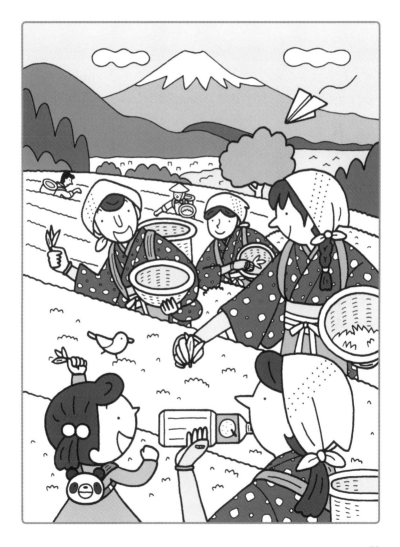

39 愛知 自動車工場を見学しよう

まちがい8つ　　解答は78ページ

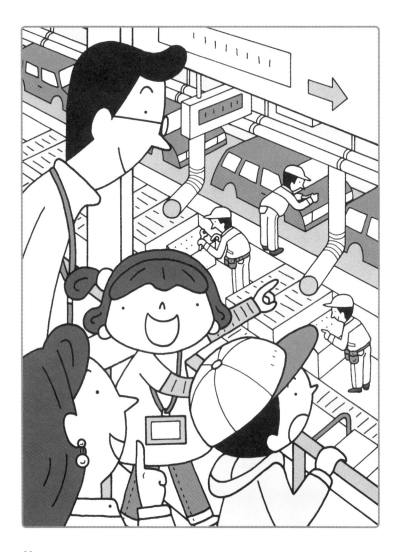

第3章　中部・北陸地方

国産車の生産台数がダントツの愛知県。今日は、自動車工場を見学しまーす。右の絵は左の絵と違うところが全部で8つあります。すべて見つけて、○で囲んでください。

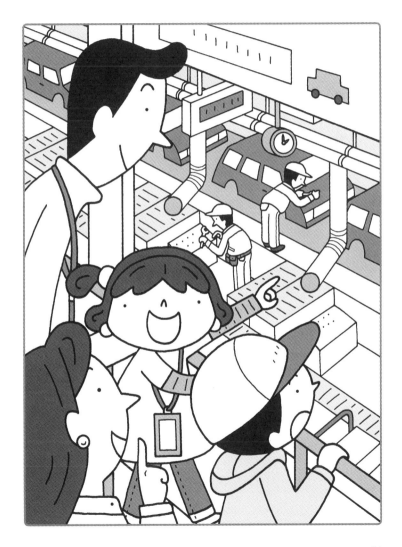

61

40 長野　お猿さんといい湯だな♪

まちがい8つ　　　解答は78ページ

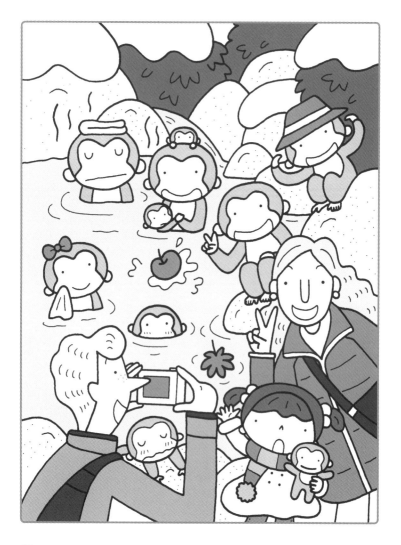

第3章 中部・北陸地方

冬の地獄谷では、お猿さんたちがのんびりと温泉につかっています。右の絵は左の絵と違うところが全部で8つあります。すべて見つけて、○で囲んでください。

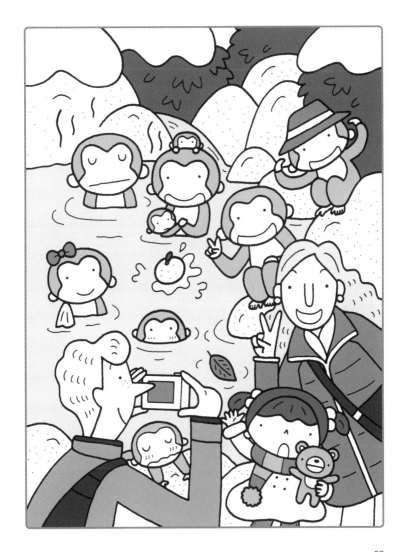

コトバの間違い探し

正しい漢字はどっち？

正しいほうの記号に○をつけましょう。　　解答は79ページ

41
A 自我自賛
B 自画自賛

42
A 夜郎自大
B 野郎自大

43
A 灯台元暗し
B 灯台下暗し

44
A 一矢報いる
B 一死報いる

第3章 中部・北陸地方

コトバの間違い探し
正しい使い方はどっち？

正しいほう（本来の用法）の記号に○をつけましょう。　解答は79ページ

45

A 花に水をあげる

B 花に水をやる

46

A そうは問屋が許さない

B そうは問屋が卸さない

47

A 押しも押されもせぬ

B 押しも押されぬ

48

A 寸暇を惜しんで

B 寸暇を惜しまず

49 新潟 田植え体験で泥だらけ

まちがい8つ　　解答は79ページ

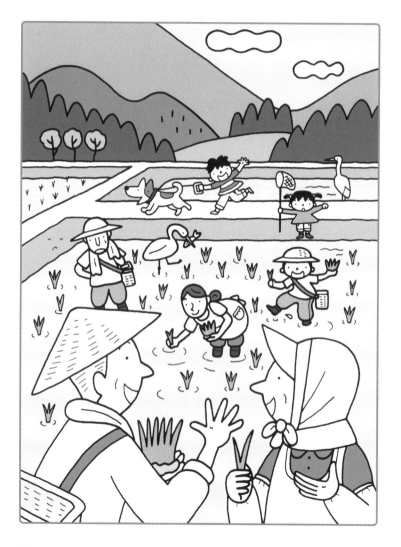

第 3 章　中部・北陸地方

新潟でお米作りに挑戦！　初めての田植えに四苦八苦。美味しいお米ができますように……。右の絵は左の絵と違うところが全部で8つあります。すべて見つけて、○で囲んでください。

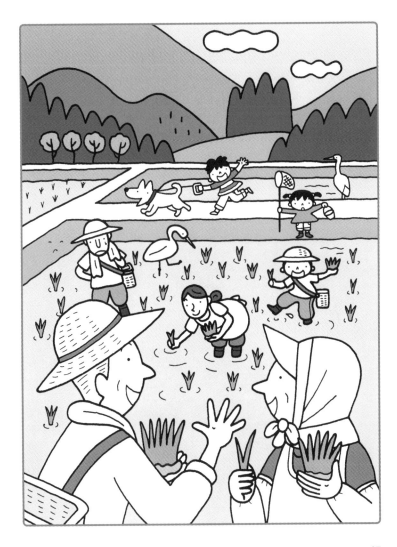

50 岐阜 伝統の長良川の鵜飼い

まちがい8つ　　　　　　　解答は79ページ

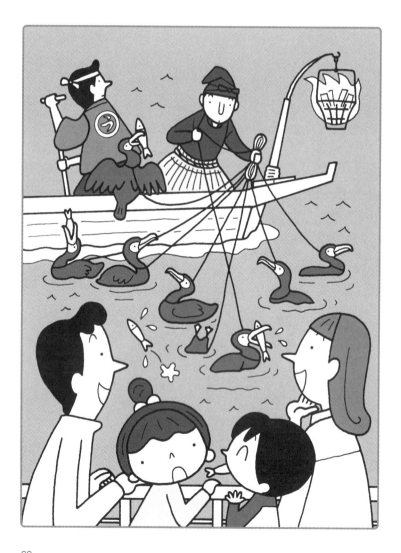

岐阜の夏の風物詩・長良川の鵜飼いは、なんと、1300年以上も続いているそうです。右の絵は左の絵と違うところが全部で8つあります。すべて見つけて、○で囲んでください。

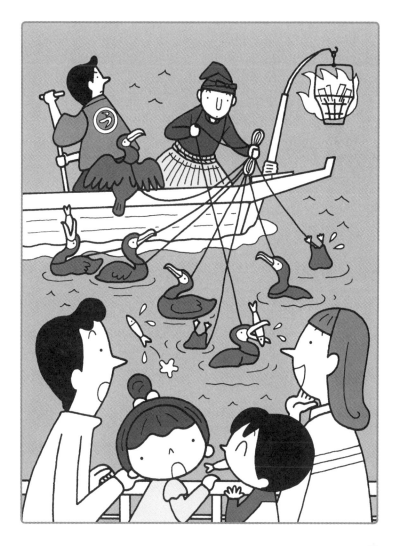

51 富山 合掌造りの里を訪ねて…

まちがい8つ

解答は80ページ

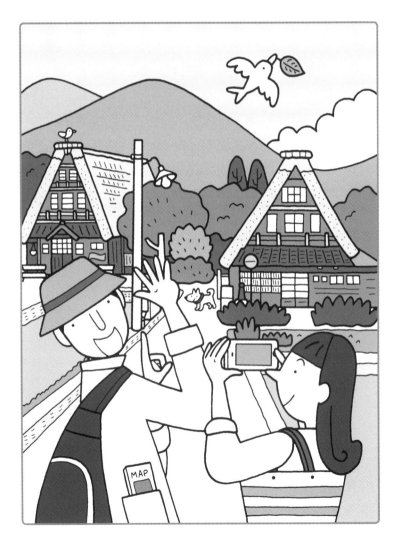

五箇山の合掌造りの里は、のどかな山村です。懐かしさが漂う山里を訪れてみませんか。右の絵は左の絵と違うところが全部で8つあります。すべて見つけて、○で囲んでください。

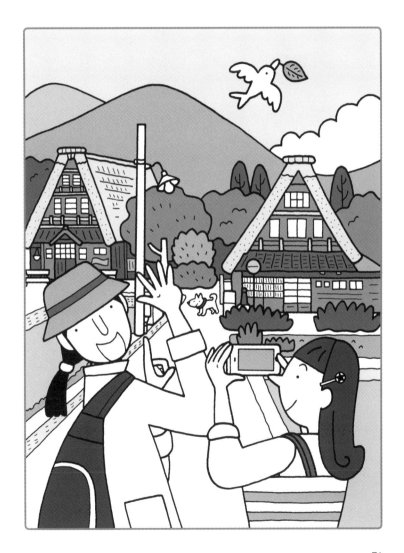

52 福井 越前ガニに舌鼓を打つ！

まちがい8つ

解答は80ページ

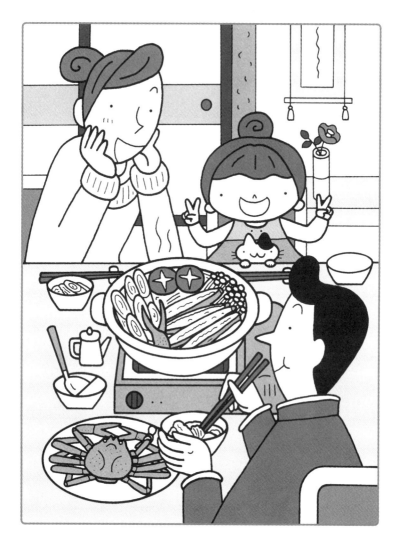

第3章 中部・北陸地方

冬の味覚の王様、越前ガニを鍋でいただきます！ カニ味噌もたっぷり入ってるね。右の絵は左の絵と違うところが全部で8つあります。すべて見つけて、○で囲んでください。

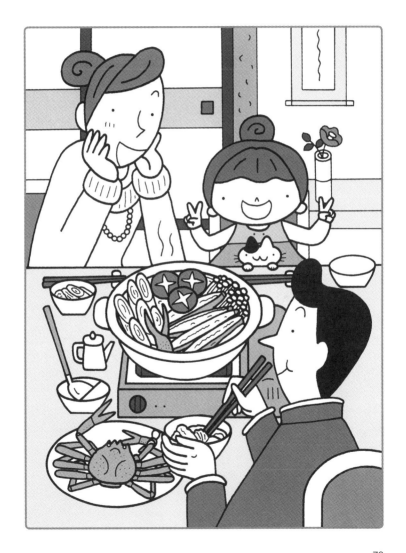

53 石川 加賀友禅を着て記念撮影

まちがい8つ

解答は80ページ

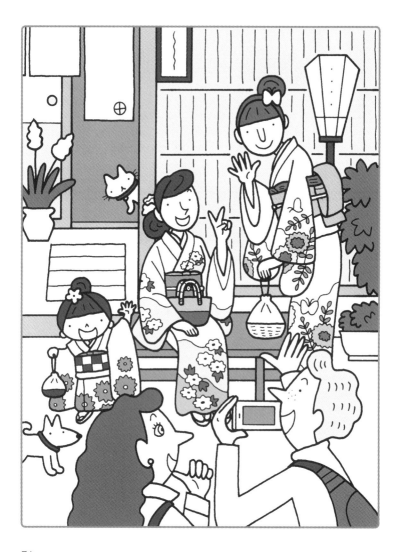

艶やかな加賀友禅を着て、記念撮影。ちょっぴり、お姫様気分を味わいました。右の絵は左の絵と違うところが全部で8つあります。すべて見つけて、○で囲んでください。

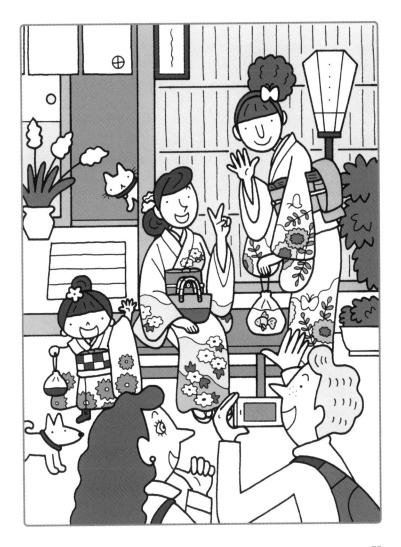

54 石川 九谷焼で陶芸家気分！？

まちがい8つ

解答は80ページ

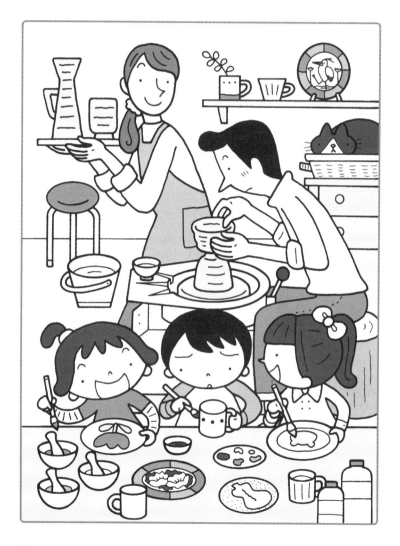

今日は、九谷焼のお膝元で陶芸体験。なんだか、名人級の作品が出来そうです。右の絵は左の絵と違うところが全部で8つあります。すべて見つけて、○で囲んでください。

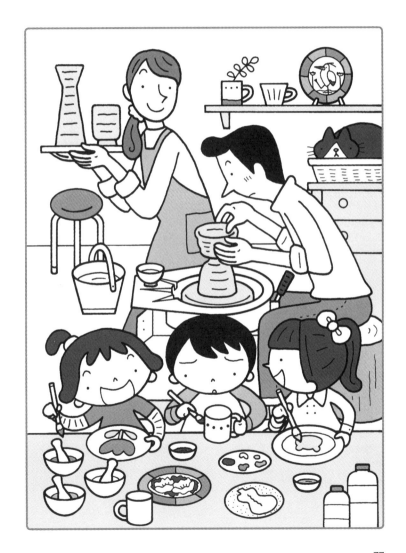

第 3 章 解答

37 富士山にワインで乾杯！
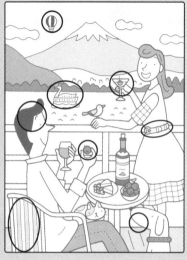

38 茶摘みでチャ・チャ・チャ
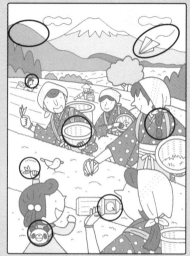

39 自動車工場を見学しよう
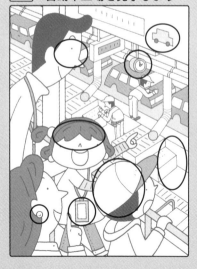

40 お猿さんといい湯だな♪
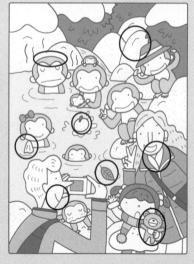

第3章　解答

41　B
自分の行為を自分で褒めること。「賛」は東洋画に記す詩歌のこと。普通は他人が書く賛を自分で、という意から。

42　A
自分の力量を知らず威張ること。未開部族「夜郎」が漢の強大さを知らずに自勢力を誇ったという史記のエピソードから。

43　B
灯台の真下は暗いことから、人は案外、身近なことに気がつかないというたとえ。

44　A
相手の攻撃に矢を射返すことから、反論や反撃を加えて、わずかでも仕返しをするという意味に。

45　B
「あげる」は「やる」の謙譲語。人以外のものに、謙譲語を使う必要はない。この場合は、やるのほうがふさわしい。

46　B
相手の注文通りには応じられない、という意味。そんなに安い値段では問屋が「卸し」売りをしない、という意から。

47　A
実力があって、堂々としていること。「押しも押されぬ」は、「押すに押されぬ」との混同から生まれた言葉。

48　A
わずかな時間もむだにしない様子。下は「骨身を惜しまず」との混同によるものという説が有力。

49　田植え体験で泥だらけ

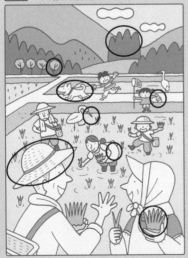

50　伝統の長良川の鵜飼い

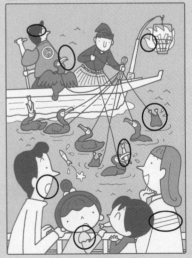

第3章 解答

51 合掌造りの里を訪ねて…

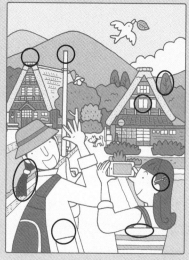

52 越前ガニに舌鼓を打つ！

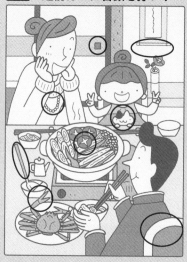

53 加賀友禅を着て記念撮影

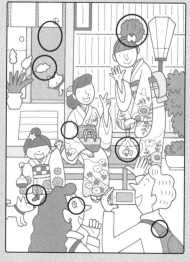

54 九谷焼で陶芸家気分！？

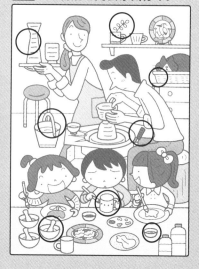

第4章

関西地方

全17問

第4章は、関西地方の名所・旧跡、名物などをお送りします。独特の濃〜い関西文化を感じてみてください。左右のページを見比べて、それぞれ8つの間違いを探してみましょう。また、「コトバの間違い探し」もあります。併せて、お楽しみください。

55 滋賀 琵琶湖の湖畔でキャンプ

まちがい8つ

解答は102ページ

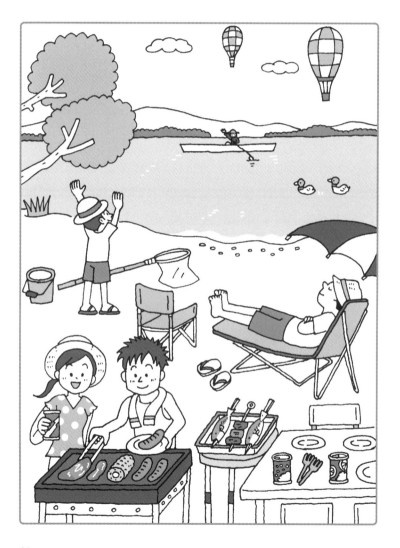

第4章　関西地方

日本一大きな琵琶湖のほとりで、今日はバーベキューだ。さあ、みんなで盛り上がろう。右の絵は左の絵と違うところが全部で8つあります。すべて見つけて、○で囲んでください。

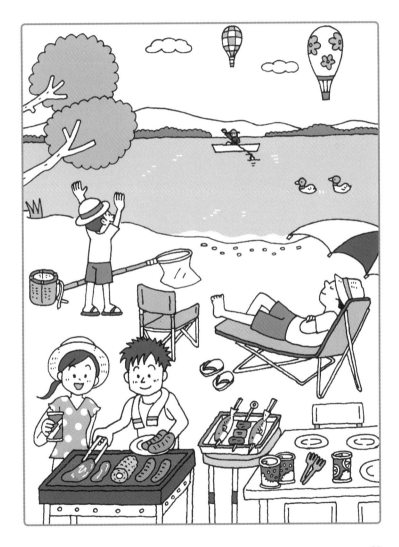

56 三重 一生に一度はお伊勢参り

まちがい8つ

解答は102ページ

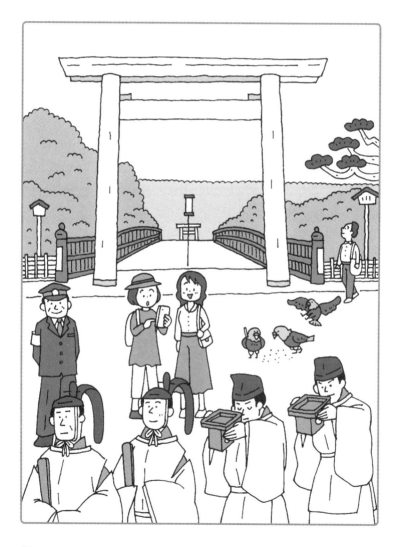

第4章 関西地方

伊勢神宮にやって来ました。厳かな雰囲気と静かな佇まいが、心と体に染み渡ります。右の絵は左の絵と違うところが全部で8つあります。すべて見つけて、○で囲んでください。

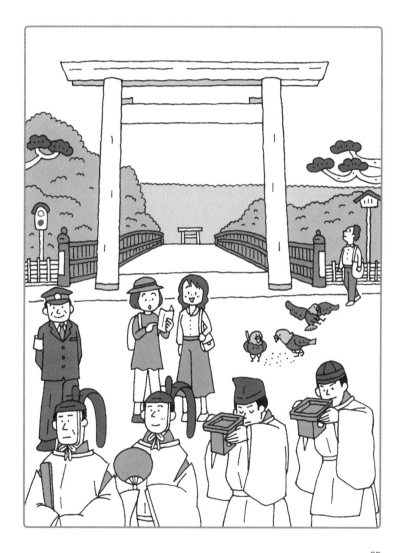

57 兵庫 私を宝塚に連れてって！

まちがい**8**つ

解答は102ページ

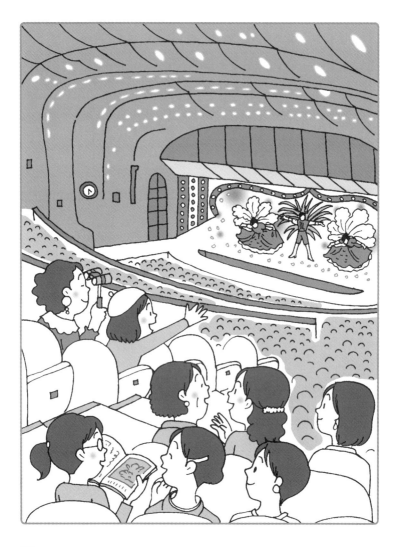

第 4 章 関西地方

大きな劇場に華やかなステージ。初めての観劇に大感激。宝塚スターに心を奪われました！ 右の絵は左の絵と違うところが全部で 8 つあります。すべて見つけて、○で囲んでください。

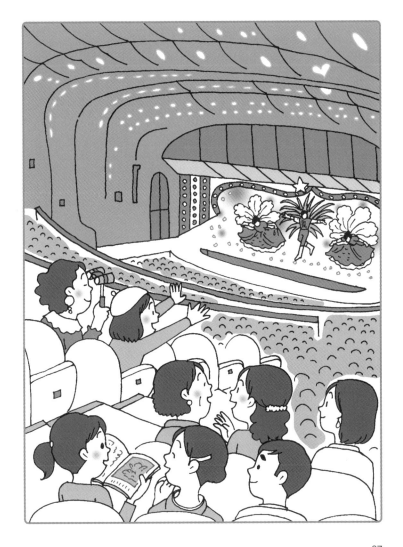

58 京都 祇園の街をはんなりと…

まちがい8つ

解答は102ページ

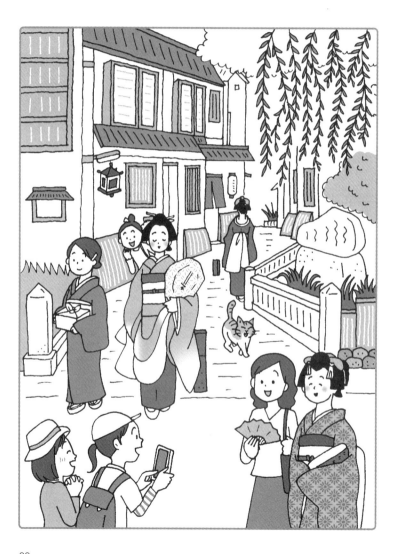

第4章 関西地方

京都の花街として有名な祇園。街をそぞろ歩きすれば、舞妓さんに逢うのも夢じゃないんです。右の絵は左の絵と違うところが全部で8つあります。すべて見つけて、○で囲んでください。

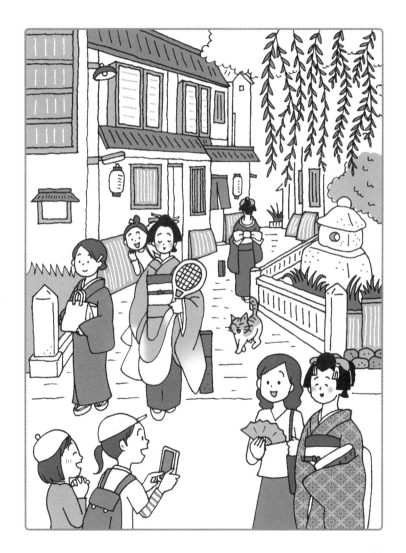

コトバの間違い探し

正しい意味はどっち？

正しいほう(本来の意味)の記号に○をつけましょう。解答は103ページ

---

59 リーズナブル

A 合理的なこと

B 値段が安いこと

---

60 君子豹変

A 突然、人格が変わったように考え方や態度が変わること

B すみやかに過ちを認めて変わること

---

61 おっとり刀

A ゆっくり、のんびり出向くこと

B 大急ぎで駆けつけること

---

62 流れに棹さす

A 流れに逆らって、勢いを失わせること

B 流れに乗って進みつつ、棹をさして、さらに勢いをつけること

第4章 関西地方

コトバの間違い探し

正しい漢字はどっち？

正しいほうの記号に○をつけましょう。　　解答は103ページ

63

A 単刀直入

B 短刀直入

64

A 厚顔無恥

B 厚顔無智

65

A 天下の宝刀

B 伝家の宝刀

66

A 親不幸

B 親不孝

91

67 京都 伏見稲荷大社の千本鳥居

まちがい8つ　　解答は103ページ

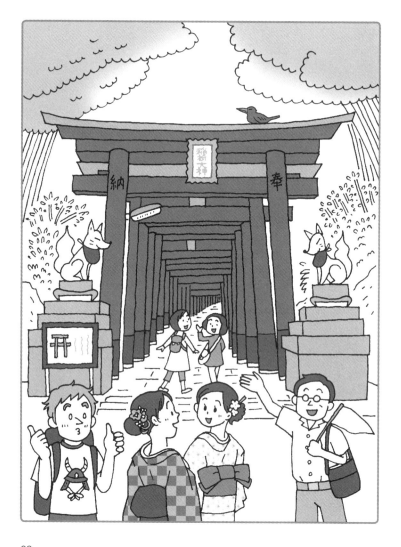

第4章　関西地方

外国人にも大人気の千本鳥居。朱塗りの鳥居をくぐるのは、異次元に向かう気分ですね。右の絵は左の絵と違うところが全部で8つあります。すべて見つけて、○で囲んでください。

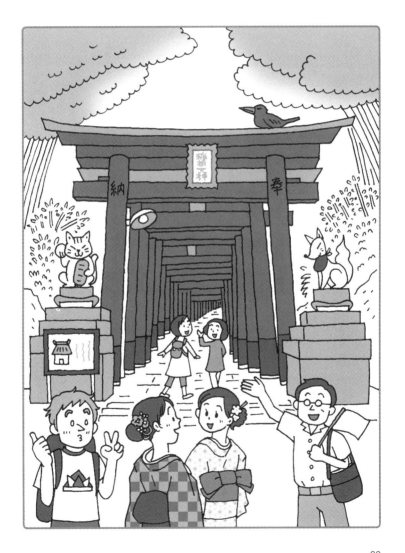

93

68 大阪 浪速のシンボル・通天閣

まちがい8つ 解答は103ページ

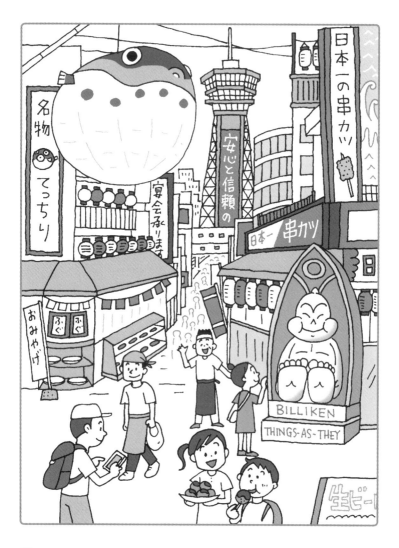

大阪人の心のふるさと、通天閣に行きました。通りの入口では、ビリケンさんがお出迎えです。右の絵は左の絵と違うところが全部で8つあります。すべて見つけて、○で囲んでください。

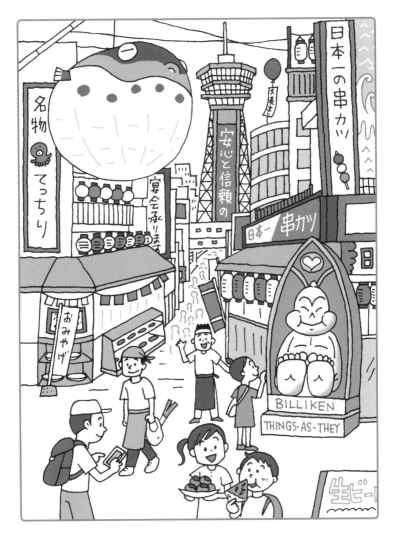

69 大阪 たこ焼きパーティーやねん

まちがい8つ

解答は104ページ

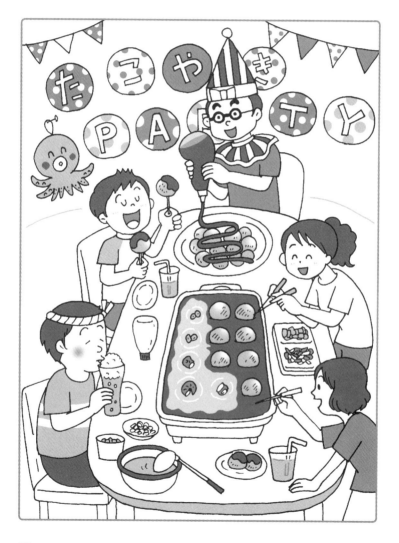

第4章 関西地方

一家に1台、たこ焼き器。大阪では常識やでぇ。さあ、たこパーで、ぱーっとやろか〜。右の絵は左の絵と違うところが全部で8つあります。すべて見つけて、○で囲んでください。

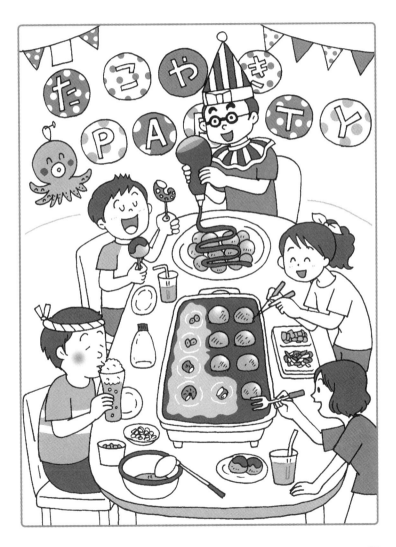

70 奈良 古都の街をトコトコと…

まちがい8つ　　　　　　　　　解答は104ページ

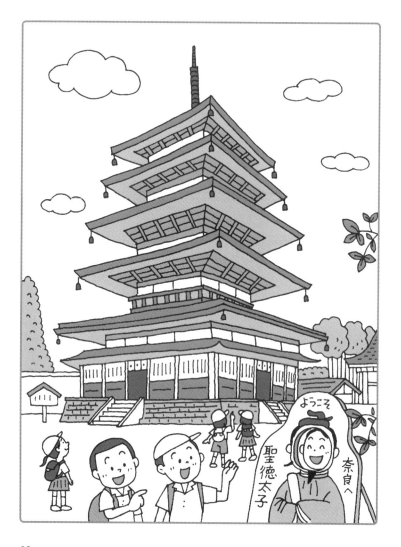

古都・奈良には歴史がつまっています。そこだけ時間が止まったように、五重塔がありました。右の絵は左の絵と違うところが全部で8つあります。すべて見つけて、○で囲んでください。

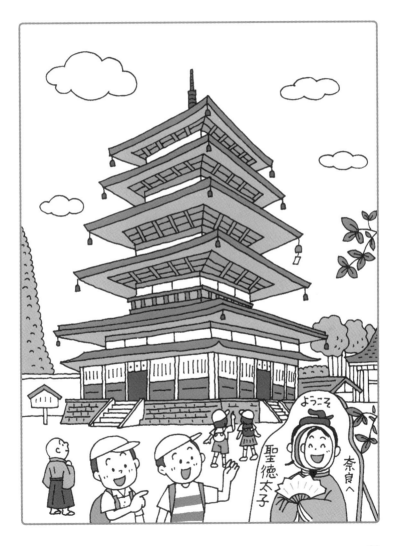

71 和歌山 心も洗われる那智の滝

まちがい8つ

解答は104ページ

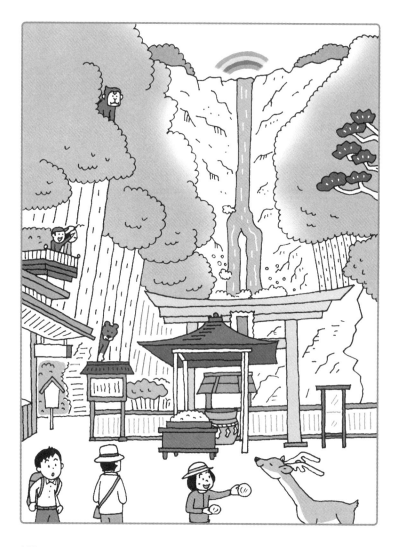

第4章　関西地方

雄大すぎる那智の滝。神々しい滝を見ていると、その大きさと勢いに圧倒されますね。右の絵は左の絵と違うところが全部で8つあります。すべて見つけて、○で囲んでください。

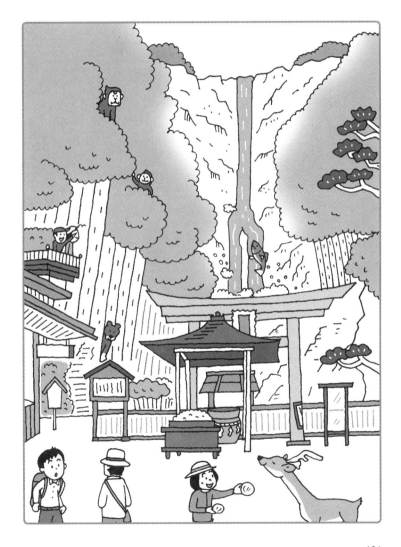

第4章 解答

55 琵琶湖の湖畔でキャンプ
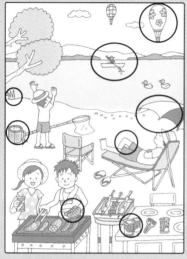

56 一生に一度はお伊勢参り
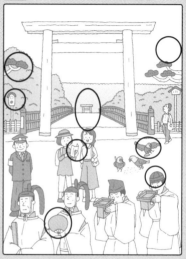

57 私を宝塚に連れてって！
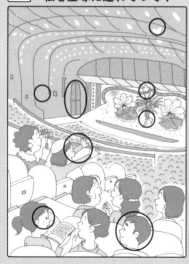

58 祇園の街をはんなりと…
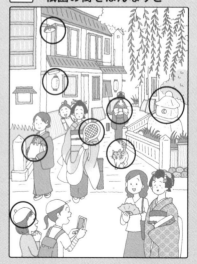

第4章 解答

59 **A**

例「今度の夏合宿、移動手段はどうする？」「大人数の移動には、バスがリーズナブルだね」

60 **B**

例田中部長は残業に厳しくなった。「居残ってでも終わらせろ」が口癖だったのに、君子豹変すとはこのことだ。

61 **B**

例妻の陣痛が始まったとの連絡を受けて、病院におっとり刀で駆けつけた。

62 **B**

例流れに棹さすように、私の成績は急上昇した。

63 **A**

「単」は一人、ひとつの意。一人で刀を持って敵陣に突入する意から、いきなり本題に入り要点をつくこと、という意味の言葉。

64 **A**

図々しくて、恥知らずなこと。「厚顔」単独でも同じ意。「無恥」は恥を恥と思わないこと、という意味の言葉。

65 **B**

いざというとき以外には、めったに使わない手段やもの。「家に代々伝わる大切な宝刀」という意味から転じて。

66 **B**

親を大切にしないで、迷惑や心配をかけること。対義語は「親孝行」。

67 伏見稲荷大社の千本鳥居

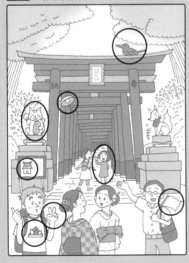

68 浪速のシンボル・通天閣

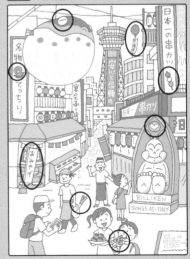

第4章 解答

69 たこ焼きパーティーやねん

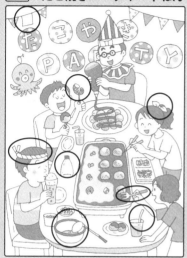

70 古都の街をトコトコと…

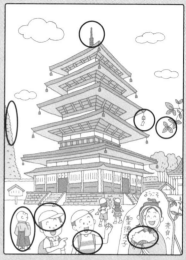

71 心も洗われる那智の滝

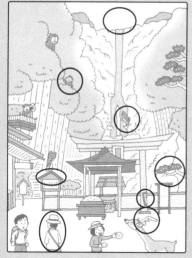

第5章

中国・四国地方

全18問

　第5章は、中国・四国地方です。各地の名所・旧跡、さらに、美味しい名物料理も登場します。左右のページを見比べて、それぞれ9つの間違いを探してみましょう。また、「コトバの間違い探し」もあります。語彙力をチェックしてみてください。

72 鳥取 もぎたての二十世紀梨を

まちがい9つ

解答は128ページ

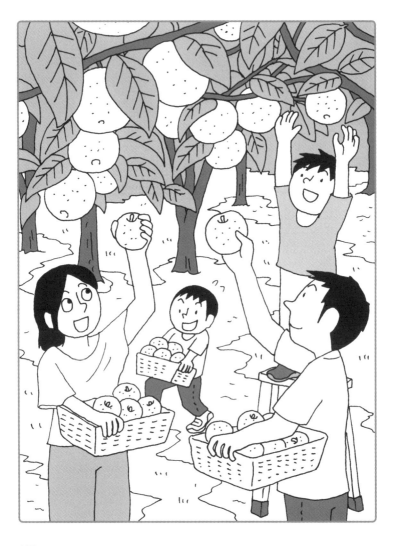

第 5 章　中国・四国地方

甘みとさわやかな酸味が人気の二十世紀梨。目いっぱいもいで、もりもり食べよう！　右の絵は左の絵と違うところが全部で9つあります。すべて見つけて、○で囲んでください。

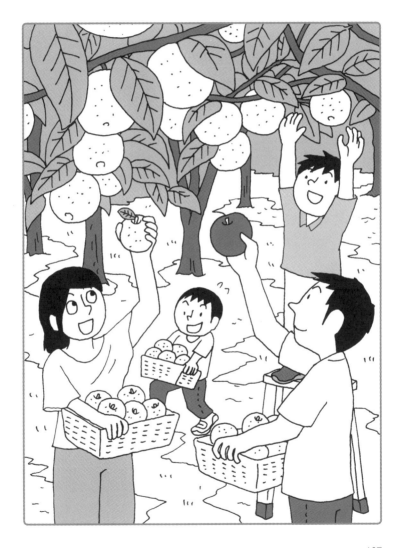

107

73 島根 出雲大社に願いを込めて

まちがい9つ　　　解答は128ページ

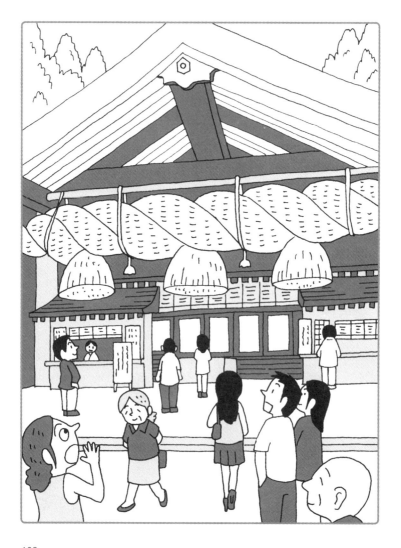

縁結びの御利益がある、出雲大社を参拝します。どうかどうか、よいご縁がありますように……。右の絵は左の絵と違うところが全部で9つあります。すべて見つけて、○で囲んでください。

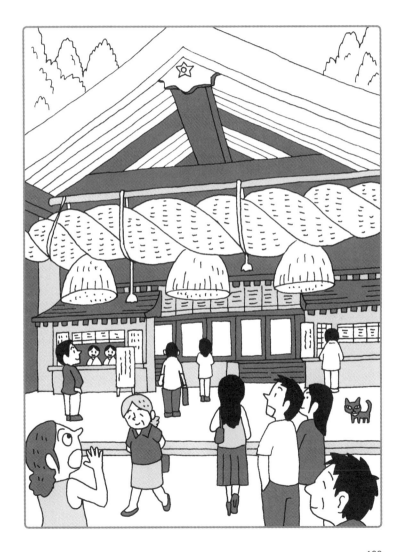

74 山口 ひんやり秋芳洞（あきよしどう）の自然美

まちがい9つ　　解答は128ページ

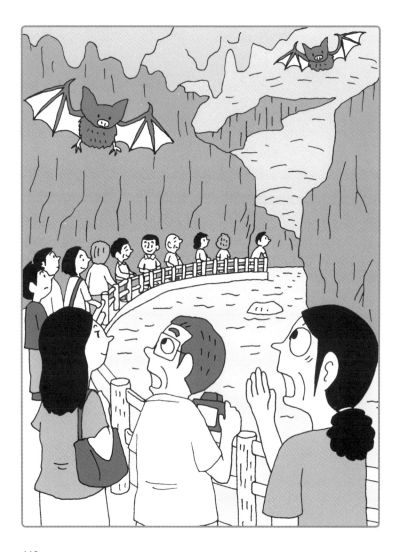

秋芳洞は、秋吉台の地下にある巨大な鍾乳洞です。真夏でも涼しく、外の暑さを忘れます。右の絵は左の絵と違うところが全部で9つあります。すべて見つけて、○で囲んでください。

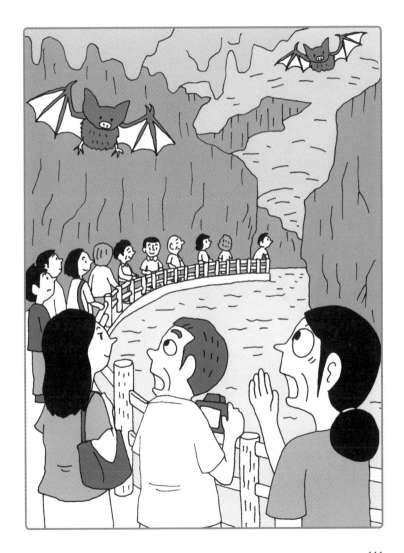

75 広島 お好み焼きが好きじゃけん

まちがい9つ　　　解答は128ページ

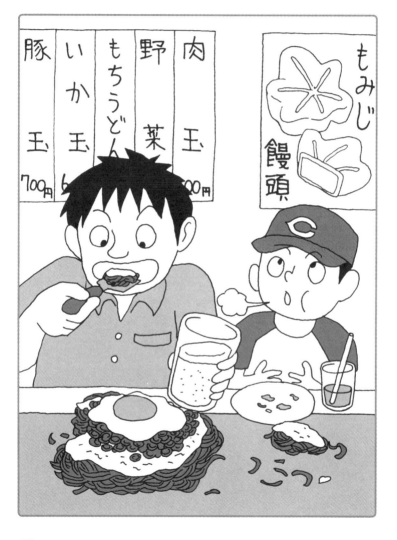

「広島風」と冠されることが多い、お好み焼き。具材を蒸し焼きにするのが特徴です。右の絵は左の絵と違うところが全部で9つあります。すべて見つけて、○で囲んでください。

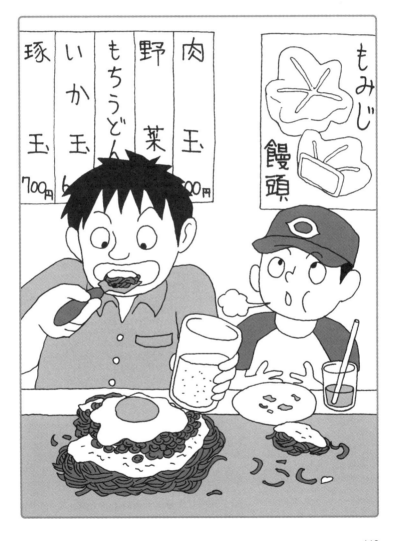

コトバの間違い探し
正しい漢字はどっち？

正しいほうの記号に○をつけましょう。　　解答は129ページ

76
A 純真無垢
B 純心無垢

77
A 才気換発
B 才気煥発

78
A 晴天の霹靂
B 青天の霹靂

79
A ご清聴ありがとうございました
B ご静聴ありがとうございました

第5章　中国・四国地方

コトバの間違い探し

正しい使い方はどっち？

正しいほう（本来の用法）の記号に○をつけましょう。　解答は129ページ

80
A　明日は休まさせていただきます

B　明日は休ませていただきます

81
A　間が持てない

B　間が持たない

82
A　存亡の機

B　存亡の危機

83
A　熱にうなされる

B　熱にうかされる

115

84 広島 荘厳な水上大鳥居に感動

まちがい9つ　　解答は129ページ

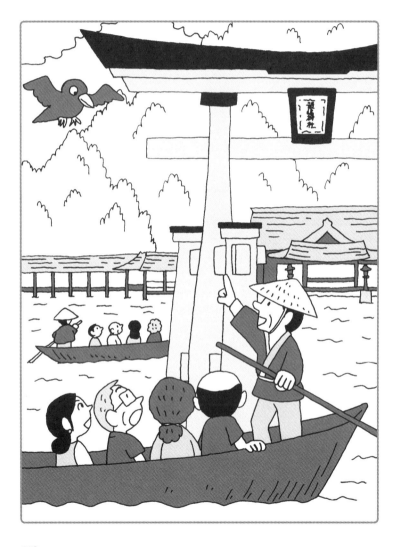

第5章 中国・四国地方

厳島(いつくしま)神社の見どころは、何といっても海上に立つ大鳥居。船で見学すると大きさに驚きます。右の絵は左の絵と違うところが全部で9つあります。すべて見つけて、○で囲んでください。

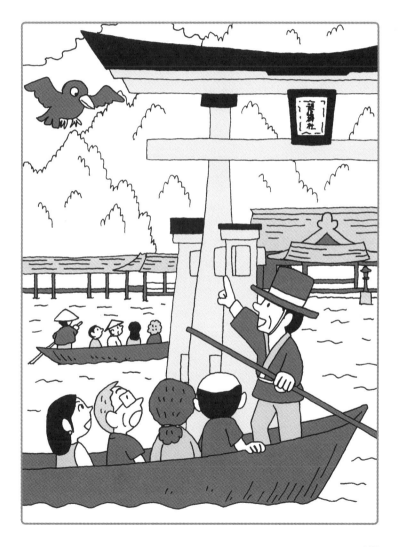

85 岡山 白壁の町・倉敷美観地区

まちがい9つ　　解答は129ページ

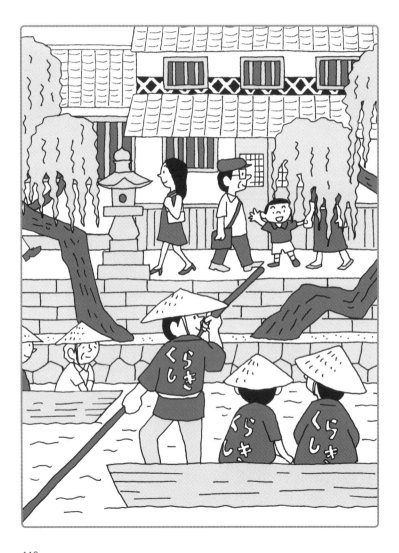

倉敷川に沿って白壁の町並みが続く倉敷美観地区は、岡山を代表する美しい観光名所です。右の絵は左の絵と違うところが全部で9つあります。すべて見つけて、○で囲んでください。

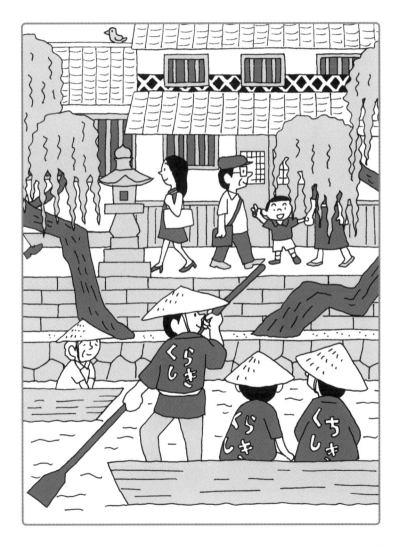

86 香川 ツルツルッと讃岐うどん

まちがい9つ　　　　　　　　　　　解答は130ページ

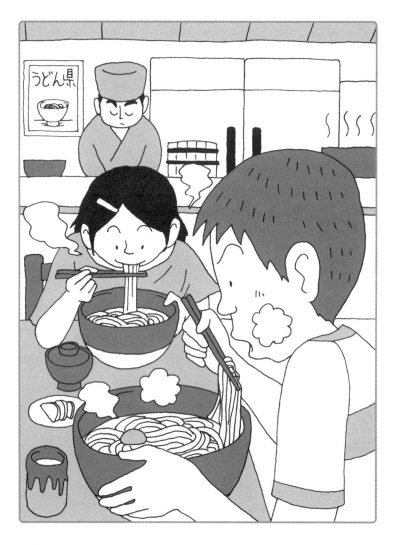

第5章 中国・四国地方

うどん県・香川で食べる、こしが強くて出汁のきいた、讃岐うどんは絶品です。右の絵は左の絵と違うところが全部で9つあります。すべて見つけて、○で囲んでください。

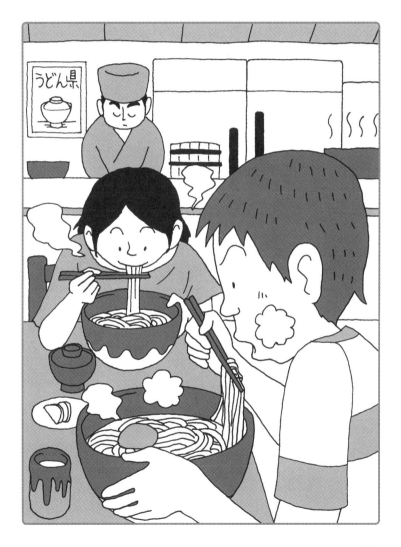

87 愛媛 漱石が愛した道後温泉へ

まちがい9つ 解答は130ページ

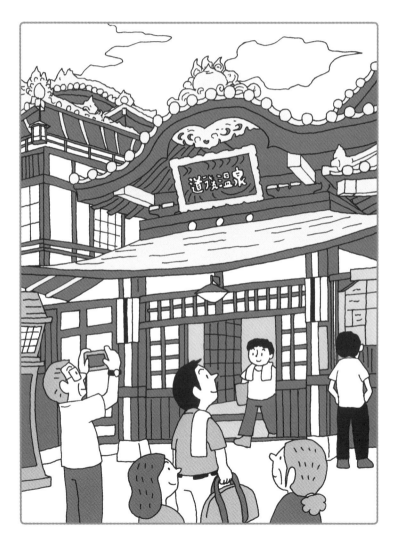

松山・道後温泉は日本最古ともいわれ、夏目漱石の小説『坊っちゃん』にも登場する温泉です。右の絵は左の絵と違うところが全部で9つあります。すべて見つけて、○で囲んでください。

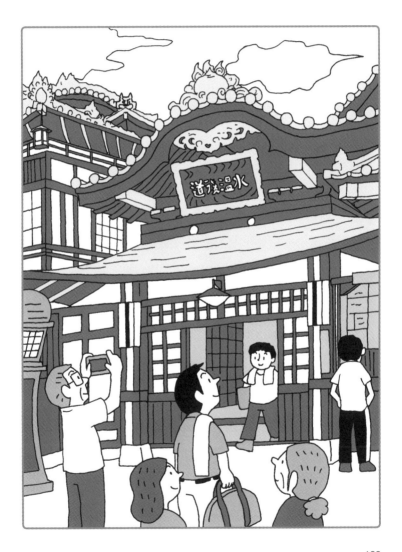

88 徳島 鳴門の渦潮は世界最大級

まちがい**9**つ　　　　解答は130ページ

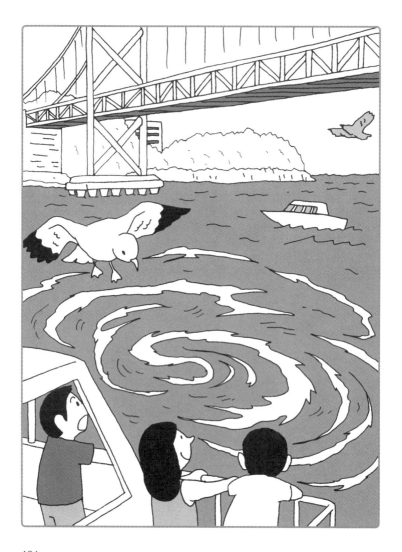

直径が最大30mに達するといわれる鳴門の渦潮。あまりの迫力に、息をのむばかりです。右の絵は左の絵と違うところが全部で9つあります。すべて見つけて、○で囲んでください。

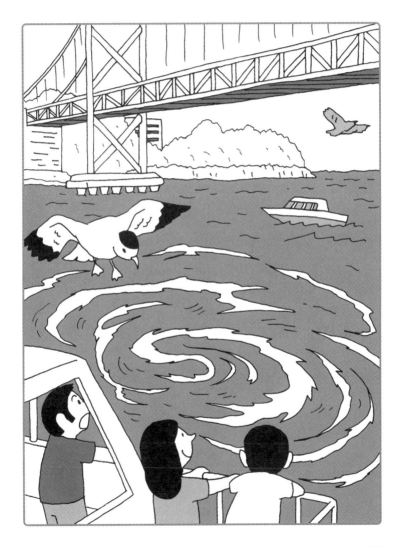

89 高知 清流・四万十川を釣る！

まちがい9つ　　　　　　　　　　解答は130ページ

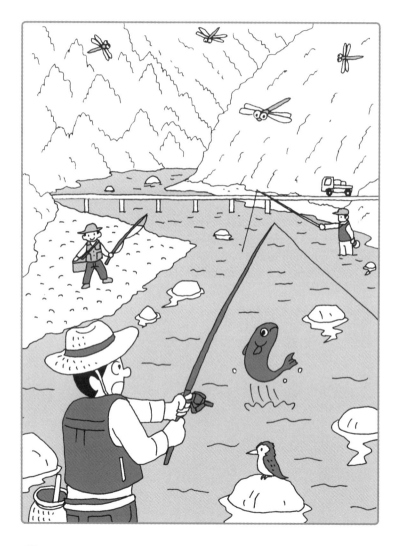

第5章 中国・四国地方

最後の清流ともいわれる四万十川で、天然のアユを釣り上げるぞ。おっと、大物がかかった！ 右の絵は左の絵と違うところが全部で9つあります。すべて見つけて、○で囲んでください。

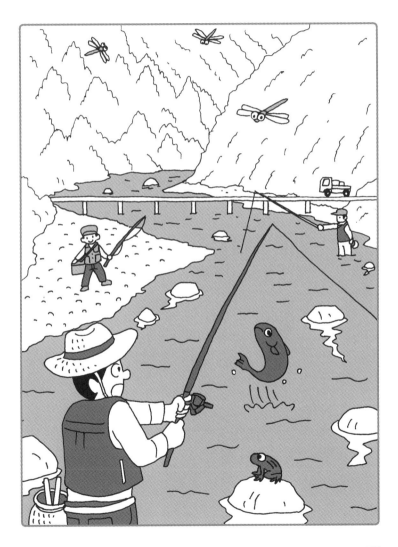

第5章 解答

72 もぎたての二十世紀梨を

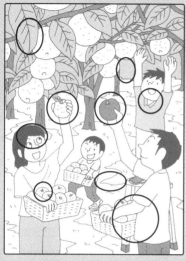

73 出雲大社に願いを込めて

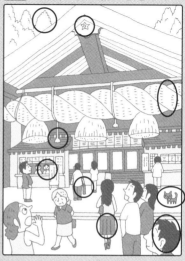

74 ひんやり秋芳洞の自然美

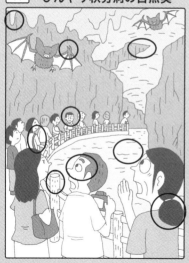

75 お好み焼きが好きじゃけん

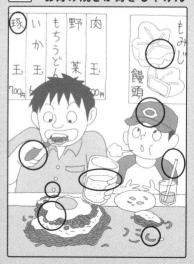

第5章　解答

76　A
清らかで汚れを知らず、邪心が全くないこと。「純真」「無垢」は邪心のないことで、同意語を重ねて強調している。

77　B
優れた才能が外にあふれ出ること。「煥発」は輝き現れるという意味の言葉。

78　B
突然起きる変動や大事件。「青天」は晴れ渡った空、「霹靂」は雷という意味。

79　A
「清聴」は他人が話を聞いてくれたことに感謝を表す言い方。「静聴」は静かに聞くこと。文字にするときは要注意。

80　B
「さ入れ言葉」といわれる表現。「書かさせて～」「言わさせて～」なども、「さ」が不要。

81　A
時間を持て余し、どうしていいかわからないこと。文化庁の調べ（※1）では、6割以上の人が「間が持たない」と誤用。

82　A
引き続き存在するか、滅びるかといった非常に大事な時。文化庁の調べ（※2）では、8割以上の人が「存亡の危機」と誤用。

83　B
高熱のため、うわ言をいう。また他を忘れ熱中すること。「熱にうなされる」は、「夢にうなされる」と混同されたもの。

84　荘厳な水上大鳥居に感動

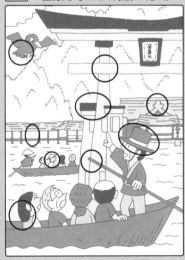

85　白壁の町・倉敷美観地区

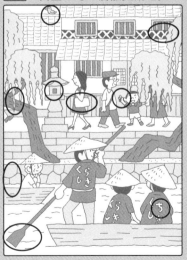

（※1）平成22年度調べ　（※2）平成28年度調べ／ともに「国語に関する世論調査」

第5章 解答

86 ツルツルッと讃岐うどん
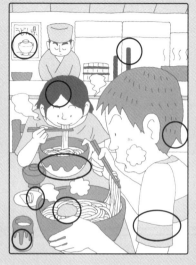

87 漱石が愛した道後温泉へ
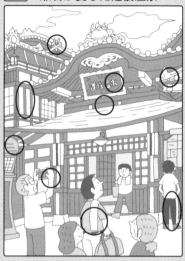

88 鳴門の渦潮は世界最大級
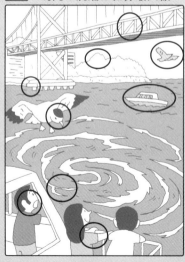

89 清流・四万十川を釣る！
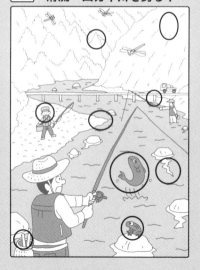

第6章

九州・沖縄地方

全11問

第6章は、九州・沖縄地方です。
自然と共生する名所・旧跡など、
雄大な印象を受けるのも、土地柄
でしょうか。左右のページを見比
べて、それぞれ10個の間違いを
探してみましょう。「同じもの探
し」や「探し絵」も、どうぞお楽
しみください。

90 福岡 屋台をハシゴするけんね

まちがい10個　　解答は152ページ

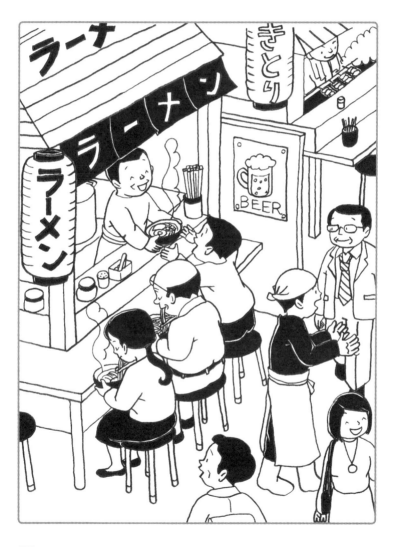

第6章　九州・沖縄地方

福岡に行ったら、屋台のラーメンを外すわけにはいきません。もちろん、ハシゴでね！　右の絵は左の絵と違うところが全部で10個あります。すべて見つけて、○で囲んでください。

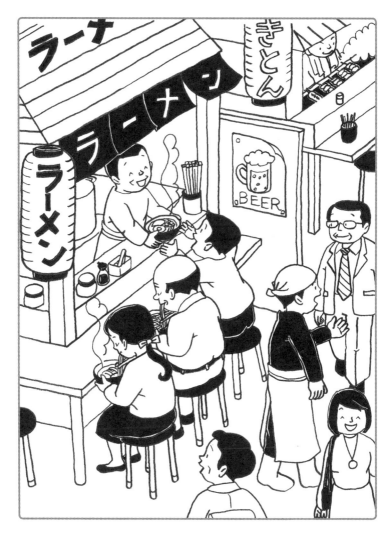

133

91 佐賀 太古のロマン・吉野ヶ里遺跡

まちがい**10**個　　　　　　　　　解答は152ページ

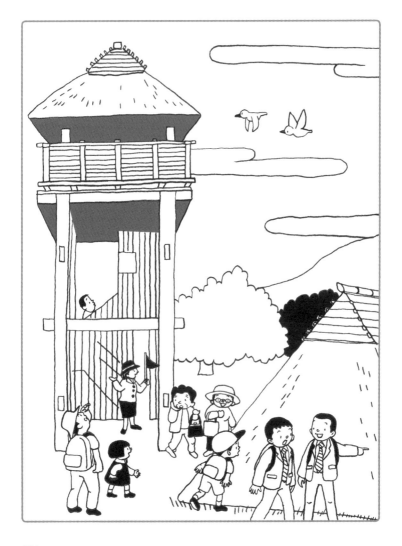

第6章 九州・沖縄地方

弥生時代の遺跡、吉野ヶ里の歴史公園を訪れて、太古のロマンにどっぷり浸ってみましょう。右の絵は左の絵と違うところが全部で10個あります。すべて見つけて、○で囲んでください。

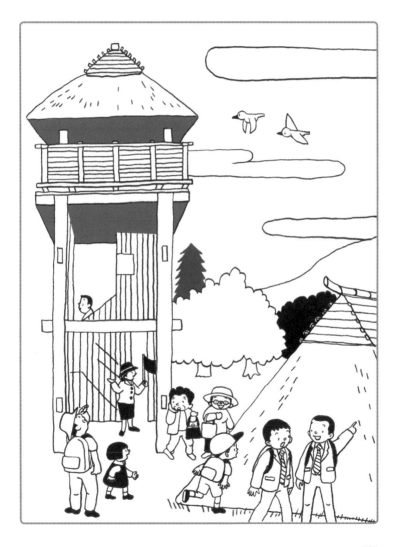

92 長崎 異国情緒漂う長崎くんち

まちがい10個　　　　　解答は152ページ

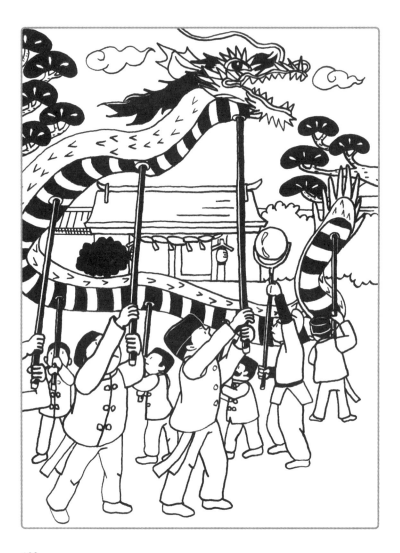

第6章　九州・沖縄地方

龍踊りを初めとする、異国風のダイナミックな出し物を、長崎くんちで楽しもう。右の絵は左の絵と違うところが全部で10個あります。すべて見つけて、○で囲んでください。

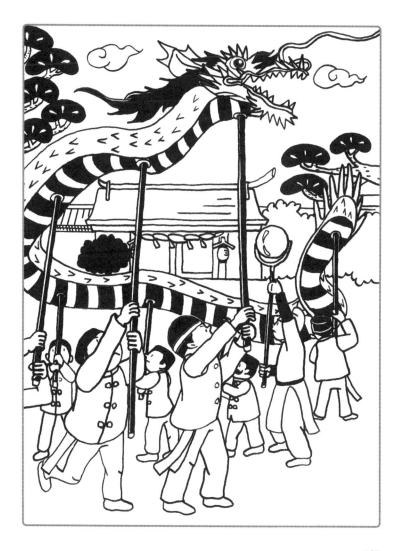

93 大分 別府温泉で癒やされたい！

まちがい10個　　　解答は152ページ

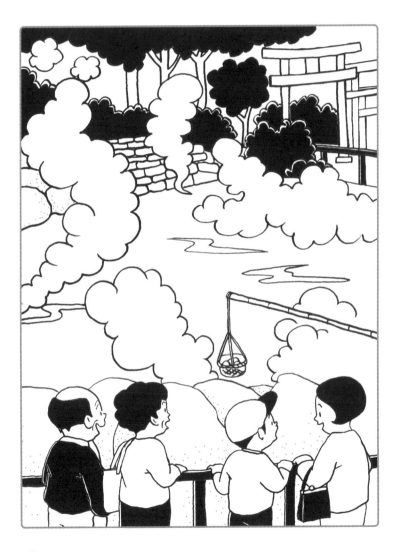

第6章 九州・沖縄地方

別府市内だけで数百もの温泉があるんだって！　別府は、まさしく温泉都市なんだね。右の絵は左の絵と違うところが全部で10個あります。すべて見つけて、○で囲んでください。

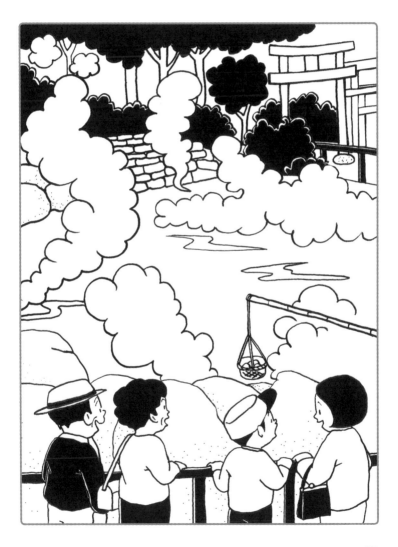

94 熊本 熊本城の雄姿をもう一度

まちがい10個　　　　解答は153ページ

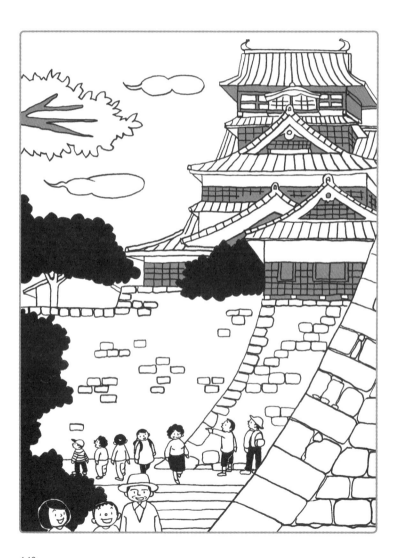

第6章　九州・沖縄地方

熊本県民の誇り、熊本城の雄姿を再び取り戻そう。たとえ、何年かかろうとも！　右の絵は左の絵と違うところが全部で10個あります。すべて見つけて、○で囲んでください。

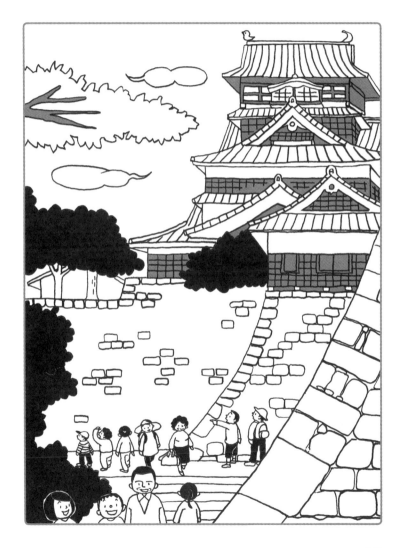

同じもの探し 95 沖縄 シーサーは家の守り神

同じもの1つ

解答は153ページ

見本と同じ絵が1つだけあります。何番か答えてください。

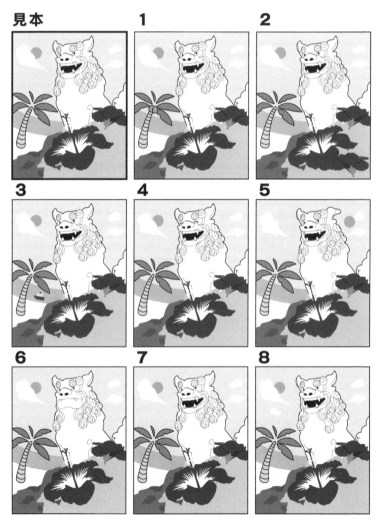

第6章 九州・沖縄地方

96 沖縄 万座ビーチで探そう！

探すもの9つ

解答は153ページ

9種類の動物が隠れています。すべて見つけ出しましょう。

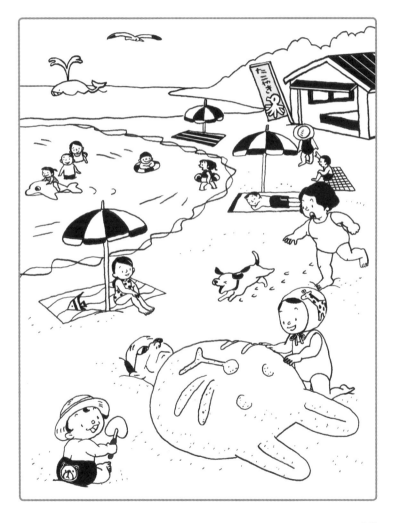

97 宮崎 太陽の恵み・完熟マンゴー

まちがい10個 　　　　　　　　　解答は153ページ

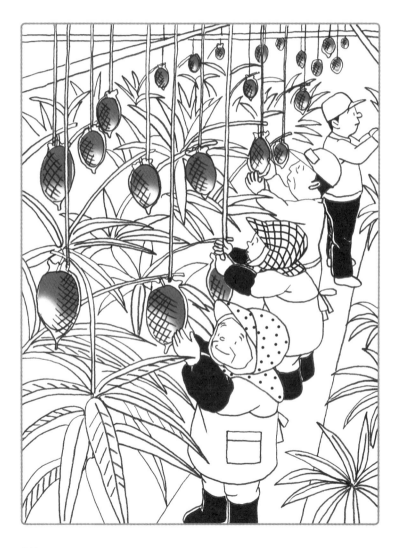

第6章　九州・沖縄地方

太陽の恩恵をたっぷり受けた、宮崎の完熟マンゴー。もう甘くて、ほっぺが落ちそうです。右の絵は左の絵と違うところが全部で10個あります。すべて見つけて、○で囲んでください。

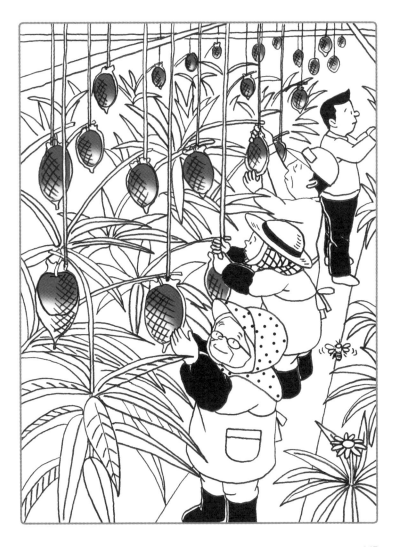

98 鹿児島 ドーン！ とそびえる桜島

まちがい10個　　　解答は154ページ

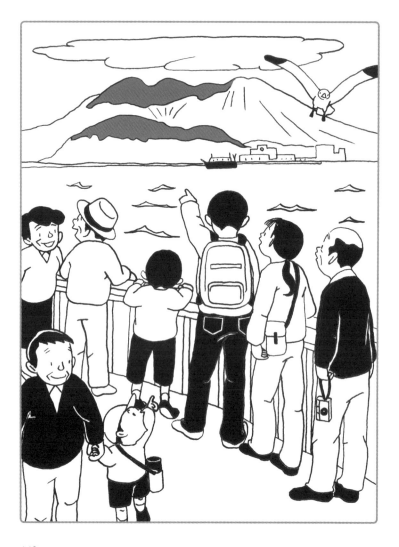

第6章 九州・沖縄地方

小さな噴火を日々くり返す桜島。市街地からフェリーで15分の距離も魅力の一つです。右の絵は左の絵と違うところが全部で10個あります。すべて見つけて、○で囲んでください。

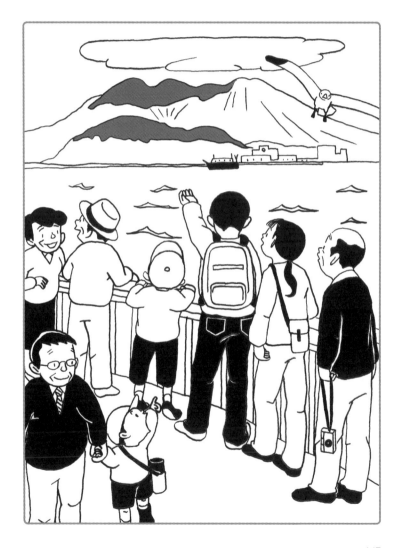

99 沖縄 沖縄民謡で唄って踊ろう

まちがい10個　　解答は154ページ

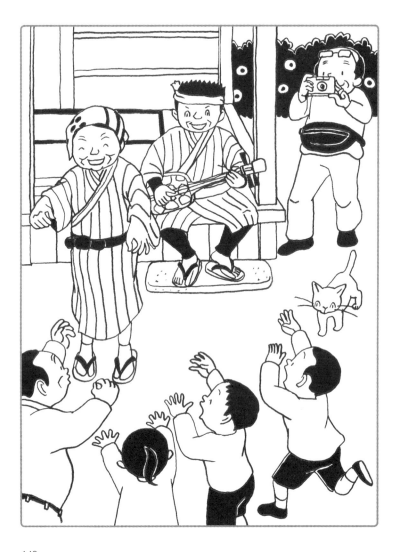

第6章　九州・沖縄地方

三線(さんしん)の音色に合わせて、おばあが踊れば、みんなも踊る。唄って、踊って、大笑い。右の絵は左の絵と違うところが全部で10個あります。すべて見つけて、○で囲んでください。

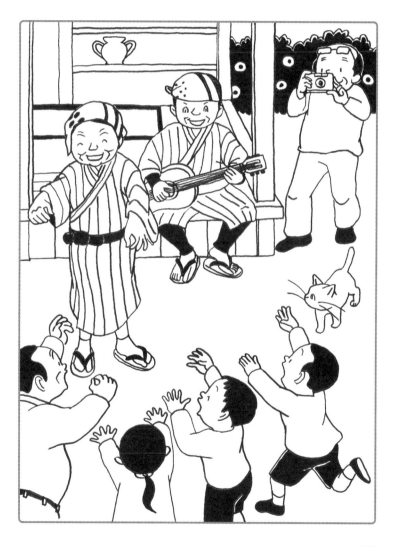

100 沖縄 めんそーれ！美ら海水族館

まちがい10個　　解答は154ページ

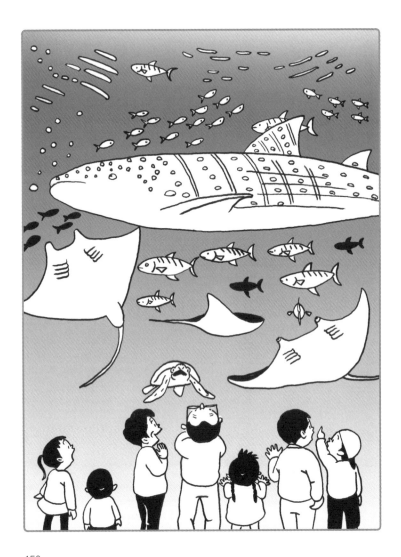

第6章　九州・沖縄地方

ジンベエザメやマンタが泳ぐ海。再現した大水槽は大迫力！一度は行きたい水族館です。右の絵は左の絵と違うところが全部で10個あります。すべて見つけて、○で囲んでください。

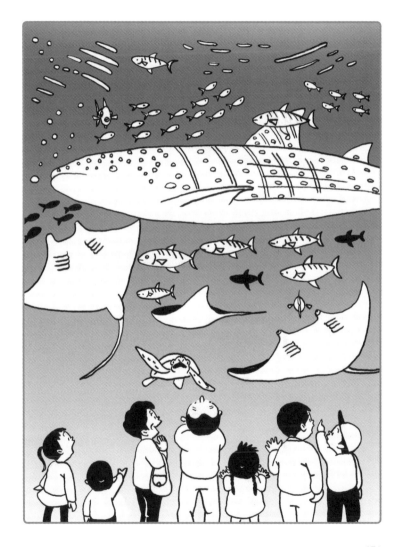

第6章 解答

90 屋台をハシゴするけんね

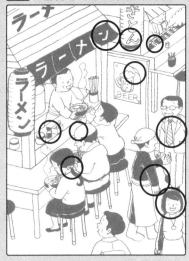

91 太古のロマン・吉野ヶ里遺跡

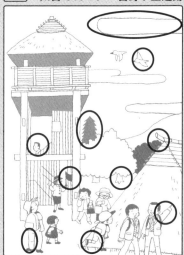

92 異国情緒漂う長崎くんち

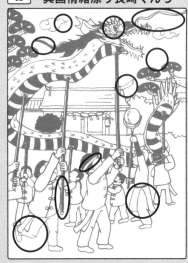

93 別府温泉で癒やされたい！

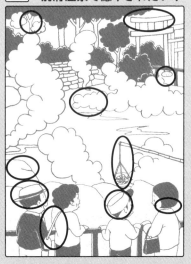

第6章 解答

94 熊本城の雄姿をもう一度

95 シーサーは家の守り神
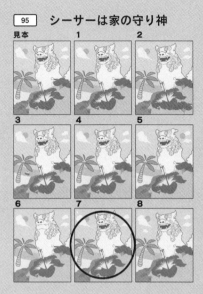

96 万座ビーチで探そう！
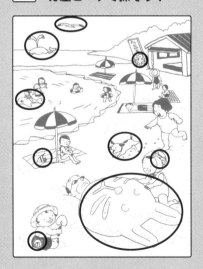

97 太陽の恵み・完熟マンゴー
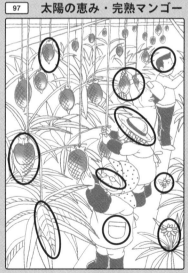

第6章 解答

98 ドーン！とそびえる桜島

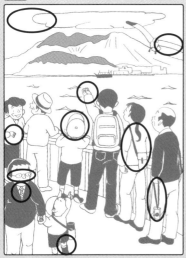

99 沖縄民謡で唄って踊ろう

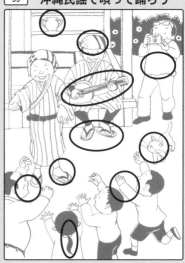

100 めんそーれ！美ら海水族館

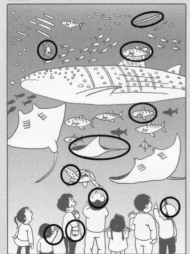

「みやげ物100」で全国制覇しよう!

間違い探しが解けたら、同じ番号のみやげ物を好きな色で塗りましょう。全部塗り終えると、日本縦断気分が味わえますよ!

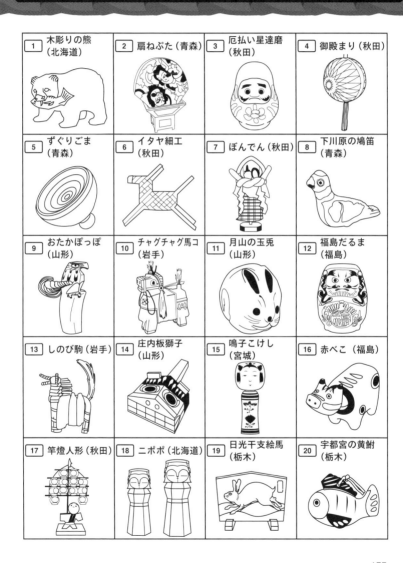

「みやげ物100」で全国制覇しよう！

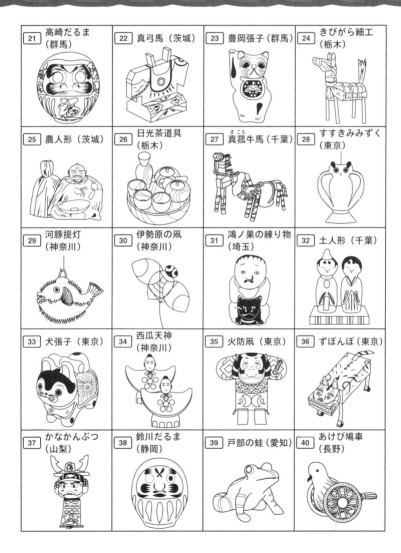

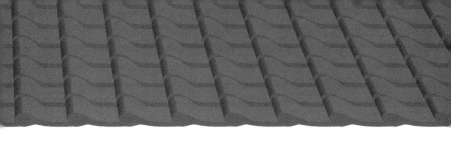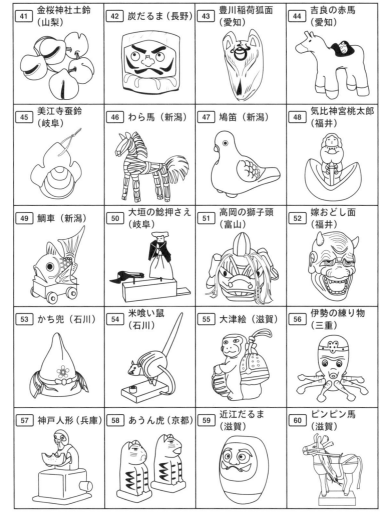

「みやげ物100」で全国制覇しよう！

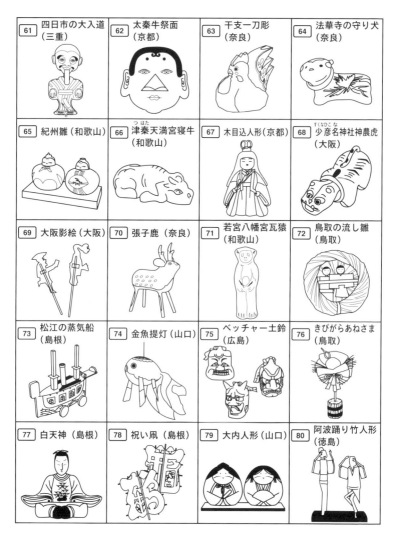

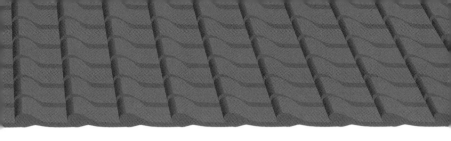
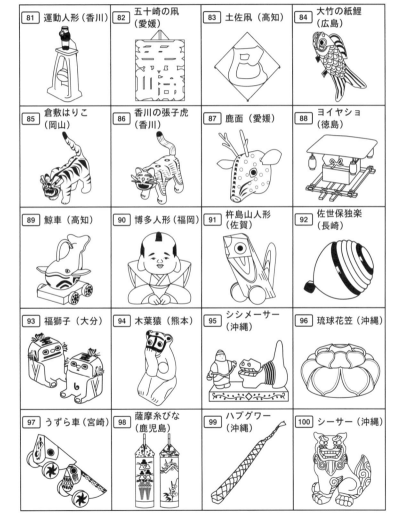

81 運動人形（香川）	82 五十崎の凧（愛媛）	83 土佐凧（高知）	84 大竹の紙鯉（広島）
85 倉敷はりこ（岡山）	86 香川の張子虎（香川）	87 鹿面（愛媛）	88 ヨイヤショ（徳島）
89 鯨車（高知）	90 博多人形（福岡）	91 杵島山人形（佐賀）	92 佐世保独楽（長崎）
93 福獅子（大分）	94 木葉猿（熊本）	95 シシメーサー（沖縄）	96 琉球花笠（沖縄）
97 うずら車（宮崎）	98 薩摩糸びな（鹿児島）	99 ハブグワー（沖縄）	100 シーサー（沖縄）

編著　朝日脳活ブックス編集部

【スタッフ】

問題作成	柴田亜樹子　杉原知子　たむらかずみ　堀江篤史
	フジサワミカ　M@R
編集協力	オフィス303
カバーデザイン	VACクリエイティブ
本文デザイン	松川ゆかり（オフィス303）
表紙イラスト	江口修平
本文イラスト	浅井理夏子　坂上暁仁　永田春菜　渡邉 舞
校正	若井田恵利

朝日脳活ブックス
見つける力トレーニング　間違い探し　特選

発行者　片桐圭子

発行所　朝日新聞出版

　　　　〒104-8011　東京都中央区築地5-3-2

　　　　（お問い合わせ）infojitsuyo@asahi.com

印刷所　中央精版印刷株式会社

© 2018 Asahi Shimbun Publications Inc.
Published in Japan by Asahi Shimbun Publications Inc.
ISBN978-4-02-333236-2

定価はカバーに表示してあります。
落丁・乱丁の場合は弊社業務部（電話03-5540-7800）へご連絡ください。
送料弊社負担にてお取り替えいたします。

本書および本書の付属物を無断で複写、複製（コピー）、引用することは著作権法上での例外を除き禁じられています。また代行業者等の第三者に依頼してスキャンやデジタル化することは、たとえ個人や家庭内の利用であっても一切認められておりません。